Pierre Bize

# Imagerie de perfusion par tomodensitométrie dans la pancréatite aiguë

Pierre Bize

# Imagerie de perfusion par tomodensitométrie dans la pancréatite aiguë

## Pourquoi? Comment? Quel intérêt?

Presses Académiques Francophones

**Impressum / Mentions légales**

Bibliografische Information der Deutschen Nationalbibliothek: Die Deutsche Nationalbibliothek verzeichnet diese Publikation in der Deutschen Nationalbibliografie; detaillierte bibliografische Daten sind im Internet über http://dnb.d-nb.de abrufbar.

Information bibliographique publiée par la Deutsche Nationalbibliothek: La Deutsche Nationalbibliothek inscrit cette publication à la Deutsche Nationalbibliografie; des données bibliographiques détaillées sont disponibles sur internet à l'adresse http://dnb.d-nb.de.

Coverbild / Photo de couverture: www.ingimage.com

Verlag / Editeur:
Presses Académiques Francophones
ist ein Imprint der / est une marque déposée de
OmniScriptum GmbH & Co. KG
Heinrich-Böcking-Str. 6-8, 66121 Saarbrücken, Deutschland / Allemagne
Email: info@presses-academiques.com

Herstellung: siehe letzte Seite /
Impression: voir la dernière page
**ISBN: 978-3-8416-3497-9**

Zugl. / Agréé par: Genève, Université de Genève, 2008

**Imagerie de perfusion par tomodensitométrie dans la pancréatite aiguë**

**Pourquoi ? Comment ? Quel intérêt ?**

**RÉSUMÉ :**

La pancréatite aiguë est une affection potentiellement grave dont l'évolution est difficile à prévoir. La valeur des différents scores cliniques et radiologiques en usage reste controversée (1; 2; 3).

Des études angiographiques (4; 5) ont mis en évidence des altérations de la microcirculation pancréatique qui semblent favoriser l'apparition de zones de nécrose - facteur de sévérité reconnu.

Ce travail décrit un protocole d'étude de la perfusion pancréatique utilisant l'imagerie de perfusion par CT multi-détecteurs (MDCT). Ce protocole à été appliqué chez 106 patients afin de déterminer si l'on retrouve ces troubles de la perfusion et les mesures de perfusion ont été confrontées aux données cliniques.

Les résultats démontrent que la perfusion pancréatique peut être évaluée par cette technique et semblent confirmer le lien entre une perfusion altérée et l'évolution défavorable de la maladie. Cette modalité d'imagerie pourrait donc jouer un rôle dans le bilan initial de la pancréatite aiguë.

# Table des matières

## INTRODUCTION :

La pancréatite aiguë est une pathologie fréquente avec un pronostic potentiellement grave voire mortel. Il n'existe actuellement aucun traitement spécifique de cette affection. A l'admission du patient, il est extrêmement difficile à la fois pour le chirurgien et pour le radiologue de prédire la sévérité d'une pancréatite aiguë. Hormis la présence de zones de nécrose, il n'existe pas de test clinique, d'examen de laboratoire ou de critères radiologiques reconnus pour établir le pronostic de cette affection et son évolution durant sa phase initiale. La nécrose est définie comme une absence de rehaussement de tout ou une partie du pancréas, après l'injection de produit de contraste (6,12). Elle est associée de façon évidente à une augmentation des complications loco-régionales et systémiques et donc à une augmentation de la mortalité : La mortalité chez les patients présentant une nécrose est estimée à 23% et la morbidité de 82% (1). Cependant les zones de nécroses ne deviennent apparentes au CT qu'après 2-3 jours d'évolution et leur étendue peut donc être sous-estimée à l'admission.

Le but des recherches effectuées dans le cadre de cette thèse est de déterminer s'il est possible de prédire la sévérité de cette maladie sur la base de critères radiologiques précoces. Nous avons essayé d'aller au-delà des simples critères morphologiques et cherché à déterminer si la technique d'imagerie de perfusion (avec aquisition dynamique) par CT scanner peut être utilisée au moment de l'admission du patient pour prédir la sévérité et l'évolution ultérieure d'une pancréatite aiguë. Sur la base d'études animales et cliniques préalables, nous avons postulé que la sévérité de cette maladie peut être corrélée au degré d'hypoperfusion de la glande pancréatique.

L'imagerie de perfusion par CT scanner est une technique initialement mise au point pour l'étude de la perfusion cérébrale. Elle est relativement simple à mettre en œuvre. Des images séquentielles d'un volume défini sont acquises en mode « ciné » durant l'administration d'un bolus de produit de contraste. Une série de 40 images est ainsi obtenue sur 4 coupes et des courbes d'atténuation en fonction du temps permettent alors de calculer les paramètres de perfusion en tout point du volume étudié. Les paramètres suivants peuvent être obtenus : Perfusion (Perf, ml/100cc/min), Intensité maximale de rehaussement (PEI = Peak Enhancement Intensity, unités Hounsfield), (TTP = Time To Peak, secondes) et volume sanguin (BV = Blood Volume, ml/100cc).

4

Nous avons appliqué notre protocole de CT-perfusion de la glande pancréatique à 106 patients consécutifs admis pour suspicion de pancréatite aiguë. Les images de perfusion ont été réalisées en lieu et place de l'acquisition habituelle réalisée au temps artériel. Ainsi la dose totale d'irradiation délivrée au patient est restée comparable à celle délivrée par un bilan CT conventionel. La pancréatite a été considérée comme modérée lorsque l'évolution à été favorable sous traitement conservateur et sévère lorsqu'un séjour au soins intensifs un drainage ou une intervention chirurgicale se sont avérés nécessaires.

Cette étude préliminaire a montré des différences statistiquement significatives pour les valeurs de perfusion moyenne entre les patients atteints de pancréatite modérée (51 ml/100ml/min) et ceux souffrant d'une pancréatite sévère (25 ml/100ml/min). De même manière les valeurs de PEI et de BV se sont avérées significativement différentes entre les deux groupes. Cette étude reste cependant limitée en raison du nombre important de patients (23%) qui ont dû être exclus en raison d'une qualité insuffisante de l'imagerie de perfusion en raison de difficultés techniques.

Les résultats de cette recherche sur la pancréatite aiguë suggèrent que l'imagerie de perfusion par CT scanner est plus fiable que les critères morphologiques conventionels pour prédire l'évolution de cette affection. La relation observée entre l'hypoperfusion pancréatique (mesurée par CT de perfusion) et le pronostic semble soutenir l'hypothèse qui postule que la sévérité de la pancréatite aiguë est en rapport avec un vasospasme intense des vaisseaux splanchniques responsable de l'évolution d'une pancréatite oedémateuse en pancréatite nécrosante (4, 5).

La possibilité de mesurer la perfusion pancréatique pourrait être utile pour évaluer l'efficacité de nouveaux types de traitements (vasodilatateurs, anti-oxydants). Une étude est actuellement en cours dans notre institution pour évaluer l'efficacité de ces traitements. Si ces résultats préliminaires se confirment, le CT de perfusion pourrait se révéler utile dans le futur pour identifier en phase précoce les patients qui pourraient bénéficier d'un tel traitement avant la survenue de zones de nécrose constituée.

## DÉFINITIONS :

Les définitions cliniques de la pancréatite aiguë et de ses complications ont été établies à Atlanta en 1992. Ce sont les définitions qui sont le plus couramment employées et qui seront utilisées dans cette thèse (63).

**Pancréatite aiguë :**

Inflammation aiguë de la glande pancréatique atteignant de façon variable les régions adjacentes et les organes à distance.

- Pancréatite aiguë bénigne. Elle représente environ 80% des cas, et est associée à une dysfonction d'organe minime et à une récupération sans complication.

- Pancréatite aiguë sévère. Elle représente environ 20% des cas et est associée à une insuffisance d'organe définie par un état de choc (TAS < 90 mmHg), une insuffisance pulmonaire (PAO2 ≤ 60 mmHg), une insuffisance rénale (créatinine >177$\mu$mol/L après réhydratation), une hémorragie gastro-intestinale (>500ml/24 heures) et/ou à des complications locales. Dans ces cas, le score de Ranson (voir page 26) est inférieur ou égal à 3 et le score APACHE II (voir page 28) supérieur à 8.

Le passage d'une pancréatite aiguë bénigne à une pancréatite aiguë sévère est considéré comme rare (63).

**Complications loco-régionales :**

- **Coulées :** Collections liquidiennes, riches en enzymes pancréatiques, qui surviennent dans la phase aiguë. Elles sont situées dans, ou plus fréquemment à proximité du pancréas. Il s'agit de collections liquidiennes libres, dans le sens où elles ne sont pas entourées d'un tissu de granulation ou de tissu fibrotique.

- **Nécrose pancréatique et nécrose infectée :** Zone diffuse ou focale du parenchyme pancréatique non-viable, typiquement associée à une nécrose de la graisse péri-pancréatique. Des zones de nécrose apparaissent dans approximativement 10-20% des cas. La mortalité varie alors entre 14%-25% (20). Les zones de nécrose s'infectent dans 30%-40% des cas. L'incidence de défaillances multisystémiques et la mortalité sont alors nettement augmentées.

- **Pseudo-kyste** :  Accumulation de sécrétions pancréatiques, d'allure kystique, entourée d'une capsule fibreuse ou d'un tissu de granulation. Ce type de complication peut survenir au décours d'une pancréatite aiguë, 4 semaines ou plus après son début. Les pseudo-kystes se retrouvent aussi dans les pancréatites chroniques ou en post-traumatique. Les pseudo-kystes sont le plus souvent situés dans la région péri-pancréatique, mais peuvent être obsérvés dans toutes les régions de l'abdomen. Ces pseudo-kystes sont le plus souvent stériles, et les bactéries ou champignons que l'on peut y retrouver sont le plus souvent des contaminants, sans signification clinique.

- **Abcès** :  Collection intra-abdominale de pus, situé en général à proximité du pancréas. Il peut être la conséquence d'une pancréatite aiguë ou d'un traumatisme.


## RAPPELS ANATOMIQUES :

Embryologie :

Le pancréas exocrine est d'origine endodermique. Il apparaît à la quatrième semaine de gestation. Il se développe à partir de deux ébauches de l'intestin primitif : un bourgeon dorsal, plus volumineux qui donnera la partie supérieure de la tête, le corps et la queue ainsi que le canal de Santorini et un bourgeon ventral plus petit qui sera à l'origine du canal de Wirsung et de la plus grande partie de la tête. L'organogenèse peut être divisée en différentes étapes : la rotation des ébauches, leur fusion et enfin la formation des canaux qui progressivement se ramifient pour aboutir à l'acinus (exocrine) et aux îlots (endocrines).

<u>Anatomie</u> :

Le pancréas est situé dans le rétropéritoine (voir fig.1), dans l'espace pararénal antérieur à la hauteur des vertèbres L1-L2. C'est un organe dénué de capsule que l'on peut subdiviser en 4 régions (32) :

*Tête* :   La tête du pancréas est située dans le cadre duodénal. En prolongation de la partie inférieure et gauche de la tête, on trouve le processus unciforme ou uncus. En arrière de la tête, on trouve la veine cave inférieure, le cholédoque, les parties terminales des veines rénales supérieures, ainsi que le pilier diaphragmatique droit. Sur le bord supérieur de la tête, chemine l'artère hépatique. En avant de l'uncus, passent les vaisseaux mésentériques supérieurs. La limite inférieure de la tête est le troisième segment du duodénum et sa limite gauche, la confluence portale.

*Isthme* :   L'isthme pancréatique mesure 2 cm de long, c'est la région située juste en avant de la confluence spléno- mésaraïque. L'isthme a une direction oblique en haut, en avant et vers la gauche. Il est séparé de la tête par l'artère gastro-duodénale (devant et à droite) et par la naissance de la veine porte (derrière et à gauche).

*Corps* :   Le corps du pancréas est recouvert par le péritoine pariétal postérieur, il forme la paroi postérieure de l'arrière-cavité des épiploons. Le tronc coeliaque émerge de l'aorte abdominale immédiatement au-dessus du bord supérieur du corps du pancréas. La veine splénique circule le long de son bord postérieur. L'artère mésentérique supérieure naît au niveau de l'aorte derrière le corps du pancréas. Antérieurement, on trouve la racine du mésocôlon qui suit la direction de la glande pancréatique et celle du mésentère qui débute à la jonction duodéno-jéjunale et qui suit un trajet oblique en bas et à droite jusque dans la région iléo-caecale.

*Queue* :   La queue du pancréas est la région la plus haute du pancréas, occupant les deux-tiers de l'hypocondre gauche. Il est important de noter que cette partie du pancréas - la seule qui soit entièrement péritonisée - est mobile. Elle constitue avec le corps, la paroi postérieure de l'arrière-cavité des épiploons. Elle se termine dans les feuillets du ligament spléno-rénal avec les vaisseaux spléniques.

**Fig 1**

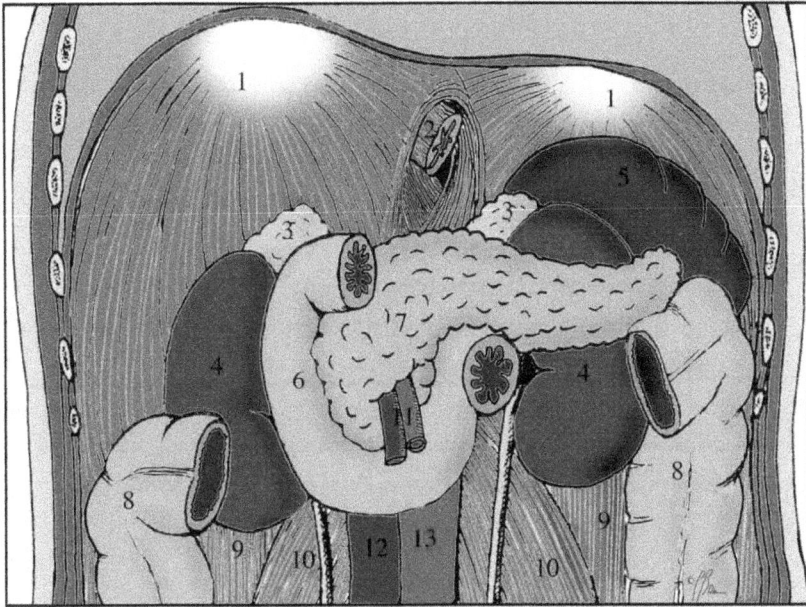

Situation du pancréas dans le rétropéritoine, le foie, l'estomac et le colon transverse ont été résèqués: 1 = diaphragme ; 2 = oesophage ; 3 = surrénales ; 4 = reins ; 5 = rate ; 6 = duodénum : 7 Pancréas ; 8 = colon ascandant et descendant ; 9 muscle carré des lombes ; 10 muscle psoas ; 11 = vaiseaux mésentériques ; 12 = veine cave inférieure ; 13 = aorte (Illustration de l'auteur).

Les dimensions du pancréas sont en moyenne (15; 31; 32) :

- longueur 15 cm
- hauteur (max tête)        3-6 cm (6-8cm)
- diamètre antéro-postérieur        3-4 cm tête

        2-3 cm corps

        1-2 cm queue
- épaisseur        2cm

Deux canaux excréteurs draînent les sécrétions exocrines du pancréas dans le deuxième duodénum :

- *Le canal de Wirsung*, mesurant 1-3 mm de diamètre, draine la plus grande partie de la glande. Il longe la face postérieure de la glande avant de se déverser dans l'ampoule de Vater avec le canal cholédoque dans 80% des cas (38). Il existe à ce niveau, en plus des deux sphincters propres, un sphincter commun appelé sphincter d'Oddi.

- *Le canal de Santorini* se prolonge horizontalement dans la direction du canal de Wirsung et draîne la tête du pancréas avant de se déverser dans le duodénum environ deux centimètres plus haut via la papille mineure.

Il existe une grande variabilité anatomique dans la configuration des canaux excréteurs du pancréas, certaines de ces configurations étant associées à un risque plus élévé de développer une pancréatite aiguë (pancréas divisum).

Aspects macroscopiques :

Le pancréas, à l'état normal, pèse entre 85 et 100 grammes et mesure 12-15 cm de long. Son épaisseur varie entre 1 et 3 cm et sa hauteur maximale est de 7cm environ au niveau de la tête et diminue progressivement en direction de la queue. Sa surface est lisse et lobulée, de couleur gris-rosé. A la coupe, entre les lobes, on peut voir le canal de Wirsung (environ 3 mm de diamètre) qui parcourt la glande de la queue à la tête où il se jette par l'intermédiaire de l'ampoule de Vater dans le deuxième duodénum.

En cas de pancréatite aiguë bénigne, le pancréas présente tout d'abord un aspect oedématié, mais encore ferme; il s'agit d'un œdème interstitiel. En cas de nécrose, il apparait mou et flasque, sa surface normalement lobulée est détruite. Rarement on observe une nécrose de la glande dans sa totalité. La plupart du temps, on retrouve un noyau central de parenchyme sain entouré d'un tissu nécrotique (63). Le pancréas prend un aspect blanc–jaune, résultant de la saponification des graisses et de la chélation du calcium provoqués par la libération des enzymes (voir fig.2). Les enzymes peuvent digérer la paroi des vaisseaux entraînant des hémorragies. Ces derniers aspects caractérisent la pancréatite aiguë sévère.

**Fig 2**

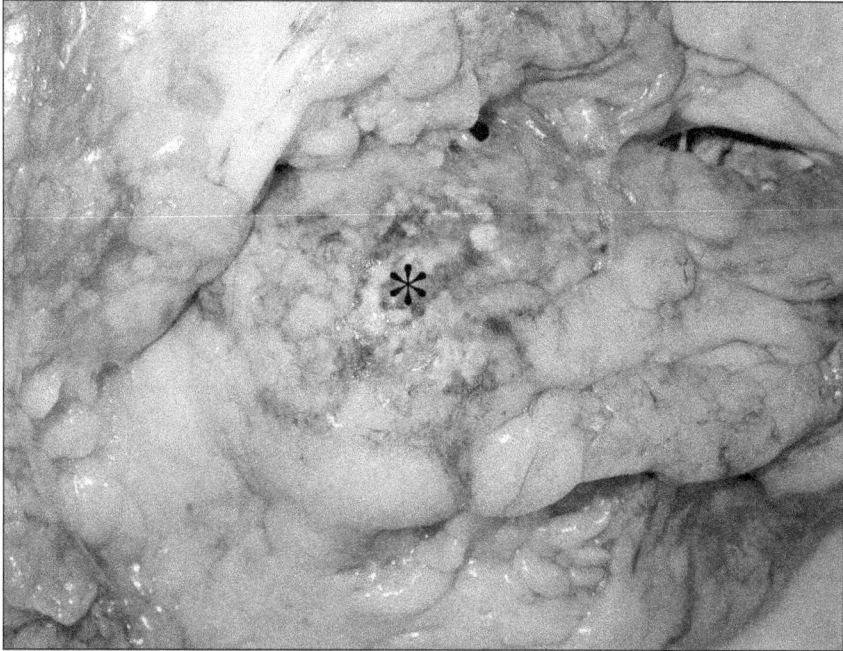

Aspect macroscopique du pancréas chez un patient décédé des complications d'une pancréatite aiguë. L'arrière cavité des épiploons a été ouverte. Le pancréas a un aspect tuméfié et érythémateux présence de « taches de bougie » (*) résultant da la saponification des graisses.


Aspects microscopiques :


C'est la partie exocrine du pancréas qui est à l'origine de la pathogenèse de la pancréatite aiguë. Elle constitue plus de 80% du volume de la glande. L'acinus en est l'unité fonctionnelle. C'est là qu'a lieu la synthèse et la sécrétion des enzymes pancréatiques. Chaque acinus est formé de plusieurs cellules acinaires ou zymogènes, pyramidales entourant la lumière centro-acinaire. Au pôle basal de la cellule, on trouve le noyau. A son pôle apical, on trouve les granules de zymogènes. Le transport intracellulaire des enzymes s'effectue du pôle basal, où ils sont formés, vers l'apex où ils seront sécrétés par exocytose. D'autres cellules, appelées cellules centro-acinaires, se trouvent à l'embouchure du canal et sont responsables de la partie aqueuse et riche en bicarbonate du suc pancréatique.

11

Des cellules canalaires cubiques tapissent les ductules qui se rejoignent à angle droit pour former des canaux intralobulaires, puis interlobulaires. Ces derniers débouchent sur le canal de Wirsung, dont l'épithélium est également cubique haut ou prismatique. Le canal de Wirsung est entouré de muscles lisses et de fibres nerveuses autonomes.

La composante endocrine du pancréas est constituée d'îlots de cellules, appelés îlots de Langerhans, disséminés entre les structures exocrines. On y touve les cellules β, sécrétant l'insuline et les cellules α et δ, sécrétant respectivement le glucagon et la somatostatine. D'autres cellules endocrines, disséminées dans les parties exocrines et endocrines du pancréas sécètent le PP- pancreatic polypeptide, et la D1-VIP-like substance.

**Fig 3**

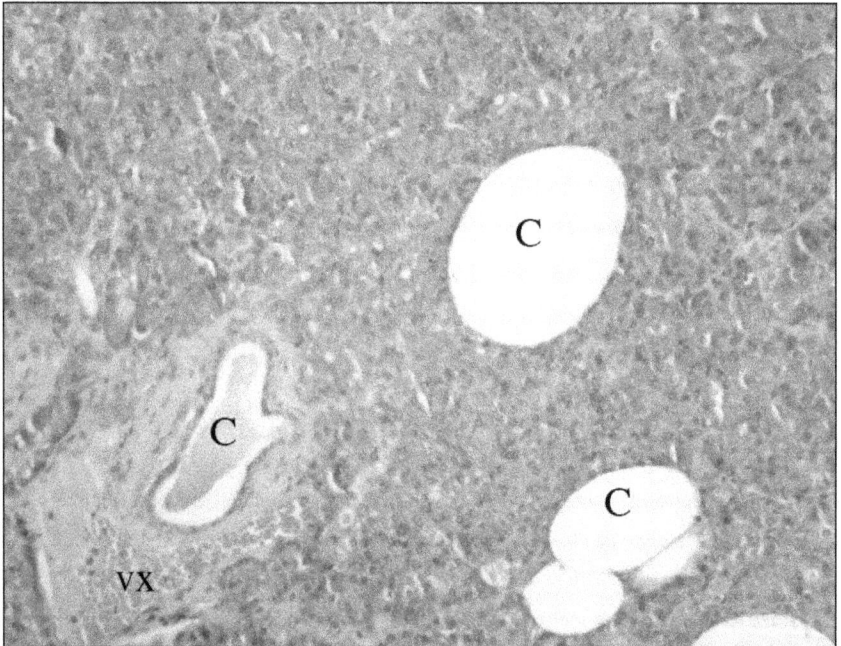

Aspect histologique normal du pancréas : C = canaux pancréatiques ; vx = vaissaux sanguins.

Lors d'une pancréatite aiguë bénigne, l'interstice est envahi de leucocytes avec une prédominance de granulocytes neutrophiles. La graisse intra- et péri-pancréatique peut être nécrosée. Dans les pancréatites aiguës sévères, les zones de nécrose parenchymateuse deviennent confluentes et se présentent sous fome d'un matériel amorphe et homogène, rose basophile, mêlé à des leucocytes polymorphonucléaires (voir fig. 4). Cette nécrose peut toucher les vaisseaux, entraînant des hémorragies ou les canaux pancréatiques entraînant une extravasation de secrétions pancréatiques.

**Fig 4**

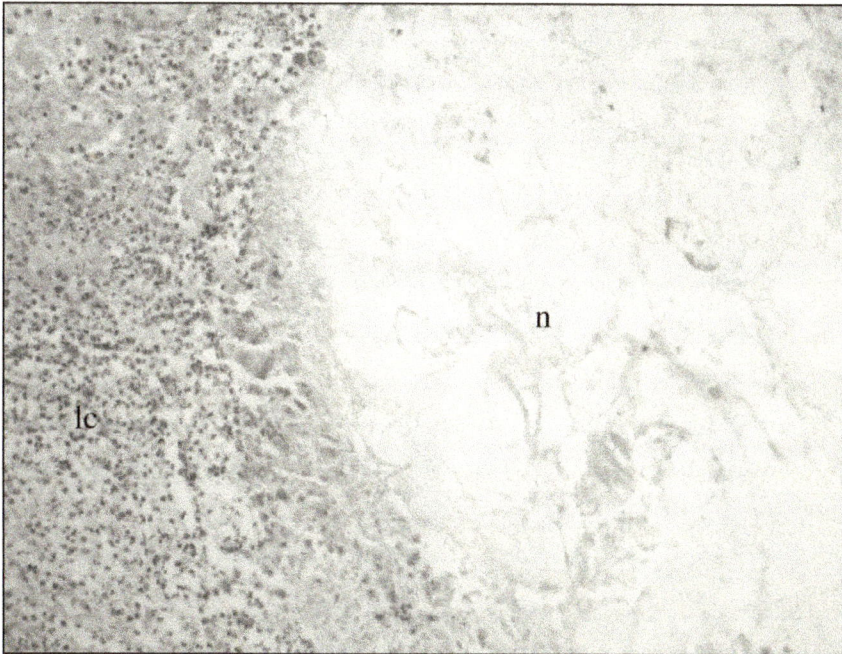

Aspect histologique du pancréas en cas de pancréatite aiguë. Lc = infiltration leucocytaire importante témoignant d'une réaction inflammatoire ; n = zone de nécrose :tous les élément cellulaires ont été détruits.

**RAPPELS PHYSIOPATHOLOGIQUES :**

Le « primum movens » de la pancréatite aiguë est la libération massive d'enzymes pancréatiques activés. L'élément clé est l'activation intracellulaire du trypsinogène en trypsine, enzyme qui va ensuite activer tous les autres. Par la suite une réaction inflammatoire plus ou moins intense se développe et l'on assiste finalement à l'autodigestion de la glande. Au début de ce processus, la synthèse enzymatique continue, alors que la secrétion est entravée. Ceci mène à l'accumulation d'enzymes nouvellement synthétisées au sein de la glande elle-même (75).

Il existe plusieurs systèmes de rétrocontrôle visant à limiter la quantité d'enzymes activés, mais au-delà d'un certain seuil, ces systèmes sont dépassés. D'autres enzymes sont alors activés à leur tour. Ces enzymes activés sont ensuite libérés dans le parenchyme pancréatique, la cavité péritonéale, le rétropéritoine et le sang. Ces enzymes entraînent les complications suivantes :

- La phospholipase A 2 entraîne un syndrome de détresse respiratoire aiguë en dégradant la lécithine, composante essentielle du surfactant.

- L'élastase digère la composante élastique des vaisseaux, augmentant le risque d'hémorragie.

- La kinine et le complément jouent un rôle important dans l'apparition du phénomène de coagulation intravasculaire disséminée, de l'état de choc et l'insuffisance rénale.

- la lipase cause la stéatonécrose en digérant les graisses.

La libération de ces enzymes est aussi accompagnée d'une production accrue de médiateurs de l'inflammation qui contribuent à la pathogénèse de la pancréatite aiguë sévère, menant à une réaction inflammatoire systémique appelée SIRS (Systemic Inflammatory Response Syndrome) (92).

Il existe différentes hypothèses qui tentent d'expliquer cette libération massive d'enzymes activés. Cependant les différentes causes évoquées ne déclenchent une libération enzymatique que chez une minorité de patients. (58).

Voici les principales hypothèses qui tentent d'expliquer le déclenchement de la pancréatite aiguë :

1) Obstruction du flux pancréatique : Par obstruction sur lithiase biliaire, spasme ou oedème du sphincter d'oddi, ou par une tumeur de la tête du pancréas. Bien d'autres causes encore peuvent obstruer le drainage des sécrétions pancréatiques, telles qu'une inflammation réactionnelle à la suite de manœuvres endoscopiques (ERCP) ou infestation par des helminthes, etc. Si l'obstacle n'est pas levé rapidement, la pression intracanalaire s'élève et l'étanchéité de la membrane cellulaire est progressivement dépassée. Les enzymes fuient alors dans l'interstice entrainant la cascade de réactions décrite plus haut.

    Il existe cependant trois arguments qui s'opposent à cette hypothèse:

    - la pancréatite aiguë n'est pas toujours associée à une dilatation du canal de Wirsung
    - la ligature du canal ou son rétrécissement par une tumeur n'entraine pas systématiquement une pancréatite aiguë.
    - la sphinctérotomie effectuée dans le traitement de la pancréatite récidivante n'apporte pas toujours les résultats escomptés (37).

2) Reflux duodénal et reflux biliaire : Une augmentation de la pression dans le duodénum peut favoriser le reflux d'enzymes déjà activés ou de bactéries dans les canaux pancréatiques. De la même manière, un calcul dans le bas-cholédoque peut entraîner un reflux biliaire dans le canal de Wirsung.

3) Action directe de certaines substances : L'effet toxique de l'alcool, qui altère la composition chimique des sécrétions exocrines du pancréas, entraîne la précipitation des protéines dans les canaux pancréatiques. L'alcool provoque également une contraction du sphincter d'Oddi et une augmentation du volume des sécrétions exocrines. L'équilibre précaire qui existe entre les enzymes protéolytiques et les inhibiteurs des protéases est rompu. Des acides gras libres, toxiques à haute dose, peuvent être relâchés à partir des triglycérides sous l'effet de la lipase pancréatique, en cas d'hyperlipidémie.

4) Activation intracellulaire des zymogènes : Des expériences animales ont mis en évidence une activation précoce intra-acinaire des enzymes par des hydrolases lyzosomiales (cathépsine B). Cette activation précoce peut s'expliquer de deux façons différentes, soit par fusion des granules de zymogènes avec les lysosomes, soit par une ségrégation incomplète des enzymes lysosomiaux (39). La fragilité de ces organelles, associée à l'activation enzymatique, permet aux enzymes d'atteindre l'espace intra-cytoplasmique et de commencer le processus d'autodigestion (75).

Chez l'homme, en situation normale, la trypsine exerce sur elle-même un rétrocontrôle négatif en hydrolysant la chaîne qui connecte ses deux domaines globulaires, ce qui permet de limiter son activité. Cependant ce mecanisme peut être pris en défaut dans certaines situations.

Plusieurs mutations ont été mises en évidence pour expliquer les pancréatites récidivantes et héréditaires. L'une de ces mutations a été particulièrement bien étudiée. Il s'agit de la R122H. Cette mutation se trouve à l'endroit-clé de l'hydrolyse de la trypsine, qui devient ainsi résistante à sa lyse entraînant des formes héréditaires, autosomiques dominantes de pancréatite aiguë.

Plusieurs mécanismes de sécurité visent à éviter l'activation extra digestive des enzymes pancréatiques :

1) Les enzymes sont entourées d'une membrane dès la synthèse et restent dans la cellule jusqu'à leur exocytose.
2) Les enzymes sont synthétisées sous une forme inactive et doivent être activées par l'entérokinase qui se trouve dans le duodénum.
3) Il existe des inhibiteurs enzymatiques dans le parenchyme pancréatique et dans la circulation sanguine. Dans le pancréas, la SPINK 1 par exemple peut inactiver environ 20% de la trypsine. Dans le sang, on retrouve des antiprotéases non-spécifique comme l'$\alpha$ 1-antitrypsine et l'$\alpha$ 2 macroglobuline.
4) La trypsine activée limite elle-même sont activité par autolyse.

## EPIDEMIOLOGIE :

L'incidence de la pancréatite aiguë varie entre 5 et 80/100'000 habitants (20; 56; 88; 92). En Suisse, on dénombre entre 400 et 800 cas de pancréatites aiguës par année (38). A Genève on en dénombre environ 80 par année (38). L'incidence de la pancréatite aigüe est en nette progression. L'augmentation croissante de la consommation d'alcool chez les jeunes est souvent évoquée comme l'une des causes de cette progression. Il existe aussi une corrélation linéaire entre l'incidence de la pancréatite aiguë et l'âge. Ce fait explique probablement en partie cette progression au sein d'une population dont l'espérance de vie et la moyenne d'âge tendent à s'accroître.

## ETIOLOGIE :

Les étiologies les plus couramment retrouvées dans les pays industrialisés sont les calculs biliaires et l'alcool. Ces facteurs sont responsables ensemble de 80–90% des cas de pancréatites aiguës (20; 34; 56). Les étiologies varient cependant en fonction des études et en fonction du pays et de la population étudiée. Les autres facteurs déclenchants évoqués sont les manœuvres endoscopiques (ERCP), la chirugie biliaire, certains médicaments (acetaminophen, azathioprine, 6-mercaptopurine, dianosine, metronidazole, amino salycilates et sulfonamide), l'infection par le HIV, les hyperlipidémies (taux de triglycéride >100-200mg/dl) et les malformations congénitales des voies biliaires. Un autre diagnostic fréquemment évoqué et celui de pancréatite idiopathique. Cependant il semble que deux tiers à trois quart des ces pancréatites soient attribuables à des microlithiases biliaires qui ne peuvent être mises en évidence que par une analyse microscopique de la bile (20).
En Europe, on estime que la lithiase biliaire est responsable d'environ 45% des pancréatites aiguës, touchant essentiellement les femmes entre 60 et 70 ans. Les calculs en cause sont en général de petit diamètre, inférieur à 5mm, et peuvent donc migrer facilement dans les voies biliaires (56). Le risque de souffrir de pancreatite aigue pour un patient présentant une lithiase biliaire est estimé a 6,3-14,8 par 1000 patients-année (20). Ce risque passe à 1.9-2 par 1000 patients-année après cholecystectomie. On estime donc qu'environ 3-7 % des patients

présentant des calculs vésiculaires développeront une pancréatite aiguë. Lorsque la lithiase biliaire reste intraitée, le risque de récurrence est de 32%-61% (20).

En Europe toujours, 35% des pancréatites aiguës sont attribuées à une consommation exagérée d'alcool. On considère qu'une consommation de plus de 100g en 24 heures augmente significativement le risque de pancréatite aigue (20). Ce type de pancréatite dite alcoolique ou éthilique touche le plus souvent les hommes entre 30 et 40 ans. Le ratio homme/femme pour la pancréatite alcoolique est estimé a 9:1. Les hommes de race noire semblent plus sensibles que les hommes de race blanche avec une distribution de 3:1 (40; 80). Aux Etats-Unis, en Australie et dans les pays nordiques, l'alcool est la première cause de pancréatite aiguë. Parmi les alcooliques, l'incidence de pancréatite aiguë varie entre 0,9 et 9,5% (38) mais, statistiquement, seuls 10% des alcooliques souffriront d'une pancréatite aiguë (56). La maladie peut devenir récurrente dans 20% des cas environ lorsque l'étiologie n'a pas été diagnostiquée et corrigée. La mortalité tend à diminuer à chaque épisode successif: 9,6% pour le premier épisodes, 5,3% pour le deuxième et 1,1% pour le troisième (80).

Le risque de développer une pancréatite chronique après un épisode aigu varie entre 3% et 13%. Ce risque semble dépendre de la sévérité de l'épisode initial et des facteurs étiologiques (20).

Une pancréatite qui survient au cours de la première décade de la vie doit orienter vers d'autres étiologies telles qu'une cause héréditaire, infectieuse ou traumatique bien que ces causes soient rares (40).

Dans la recherche d'une étiologie, l'obtention d'une anamnèse détaillée est fondamentale. On cherchera en particulier des antécédents de lithiase biliaire, une consommation excessive d'alcool. Mais on cherchera aussi un antécédent de traumatisme ou d' intervention abdominale, de manœuvre endoscopique, une consommation régulière de médicaments ou un antécédent d' infection virale, en particulier par le HIV.

L'imagerie médicale peut orienter vers une étiologie en mettant en évidence une lithiase biliaire ou les stigmates de l'alcoolisme tel qu'une stéatose hépatique ou les signes indirects d'une hypertension portale. L'imagerie peut également mettre en évidence des signes de pancréatite chronique ou d'autres pathologies associées.

L'étiologie à son importance dans l'établissement du pronostic : Les pancréatites post-opératoires, peu fréquentes, ont un pronostic nettement plus sombre et une mortalité importante. On parle aussi d'une atteinte plus sévère lors de pancréatites aiguës liées à l'alcool (15; 51), à l'hyperlipidémie (14; 15) ou à l'obésité (BMI >30kg/m2) (14; 34; 86; 93; 95).

| ETIOLOGIE | INCIDENCE EN EUROPE |
|---|---|
| **OBSTRUCTIVE**<br>-Lithiase biliaire<br>-Tumeur pancréatique<br>-Pancréas divisum | |
| **TOXIQUE**<br>-Alcool<br>-Médicaments (azathioprine, mercaptopurine, didanosine, furosémide, tétracycline, pentamidine, acide valproïque, érythromycine, oestrogènes) etc... | ~35%<br>~1,4% (dont 3-5% pour l'azathioprine et la mercaptopurine et jusqu'à 23% pour la didanosine) |
| **METABOLIQUE**<br>-Hypertriglycéridémie (>11mmol/l)<br>-Hypercalcémie dans le cadre d'un hyperpara-thyroïdisme | 1,3-3,8%<br>0,23-0,4% |
| **TRAUMATIQUE**<br>-ERCP<br>-Accident | ~3% |
| **INFECTIEUX**<br>-Parasites (ascaris,toxoplasmose, cryptosporidies)<br>-Virus (HIV, oreillons, coxsackie, CMV, hépatites A,B,C...)<br>-Bactéries (mycoplasme, campylobacter, légionelles, tbc, leptospirose)<br>-Champignons (aspergillus) | Ascariose : 2 ème cause de PA en Inde |
| **HEREDITAIRE**<br>-Mutations génétiques (SPINK 1, CFTR, cf. Pathogénèse) | |
| **VASCULAIRE**<br>-Ischémie (post-opératoire) | 0,4-7,6% |
| **IDIOPATHIQUE** | 10-20% |

## PRÉSENTATION CLINIQUE :

Nonante pourcent des patients souffrant d'une pancréatite aiguë se présentent aux Urgences avec des douleurs abdominales aiguës (40). Trois pourcent des patients qui se présentent aux Urgences avec des douleurs abdominales aiguës ont une pancréatite aiguë (11). Les douleurs siègent le plus fréquemment dans l'abdomen haut, dans la région de l'épigastre, ou dans l'hypocondre droit. La douleur est typiquement décrite comme transfixiante, irradiant en ceinture ou hémi-ceinture. La présentation asymptomatique est rare (5-10%) (40). Généralement, la douleur est rapidement progressive, mais son apparition n'est pas aussi brutale que lors d'une perforation digestive. Elle peut persister plusieurs jours. On observe également des nausées, des vomissements, un état d'agitation. Les malades adoptent souvent une position antalgique en chien de fusil (37; 80).

A l'examen clinique, l'abdomen est souvent souple et ballonné, avec une défense épigastrique. Ceci contraste avec l'importance des plaintes du patient. L'absence de péritonisme peut s'expliquer par la position rétro-péritonéale du pancréas (27). A l'auscultation, on peut avoir une diminution, voire une absence des bruits intestinaux. La respiration peut être superficielle en raison de l'irritation du diaphragme. En cas d'épanchements pleuraux, le patient peut être dyspnéique. Dans 1,8% des cas on peut observer des ecchymoses au niveau des flancs (signe de Grey-Turner) ou dans la région péri-ombilicale (signe de Cullen) (22 ; 27). Ces ecchymoses peuvent survenir trois jours à une semaine après le début des symptômes et correspondent à une extension antérieure de l'inflammatione dans le ligament hépato-duodénal et le ligament falciforme. Ces signes ont souvent été interprétés à tort comme des signes de gravité extrême, en pensant qu'ils traduisaient un envahissement étendu de l'espace rétro-péritonéal (92). Parfois on peut observer un ictère s'expliquant par l'obstruction du cholédoque par un calcul ou l'œdème de la tête. D'autres signes plus rarement retrouvés, sont la palpation d'une masse épigastrique due à un pseudo-kyste (en général au décours de l'épisode aigu), des thrombophlébites, une polyarthrite, des nodules inflammatoires du tissu sous-cutané, correspondant à des foyers de stéatonécrose.

En fonction de la sévérité de l'affection, on peut observer des signes généraux tels qu'un état fébrile, une tachycardie, une tachypnée, voire même un état de choc ou un coma (40).

Certains signes peuvent orienter vers une étiologie : signes cutanés et hépatomégalie pour l'alcool, xanthomes dans l'hyperlipidémie ou encore signe de Murphy pour une étiologie biliaire (cf. étiologie).

La colique biliaire est le diagnostic différentiel erroné le plus fréquemment retrouvé (20%), suivi par la perforation d'un viscère creux (7%) et l'obstruction intestinale (5%).

La clinique est utile pour poser le diagnostic de pancréatite aiguë à l'admission, mais les signes cliniques seuls ne sont pas fiables pour évaluer la sévérité et d'autres examens sont nécessaires (22, 87). La plupart des études concluent que l'évaluation clinique de la sévérité à l'admission est très mauvaise, alors qu' à 48 heures, elle serait aussi bonne que les différents scores actuellement à disposition.

La mortalité de la pancréatite aiguë est restée constante au cours des deux dernières décennies. Elle est d'environ 10-15 %. Nonante-cinq pourcent des cas de pancréatites mortelles sont des pancréatites dites sévères. On décrit habituellement deux périodes. La première, durant les 15 premiers jours, correspondant à la phase aiguë, durant laquelle la mortalité (50% du total) est due principalement aux défaillances organiques. Et la deuxième période, durant laquelle, la mortalité est essentiellement due aux complications infectieuses liées à la présence de zones de nécroses (10; 16). La nécrose et ses complications sont responsables de 70-86% de la mortalité de la pancréatite aiguë (81; 82).

Rappelons enfin que 30-40% des pancréatites aiguës sont méconnues (20), le diagnostic n'étant posé que post-mortem (20 ; 80).

## LES EXAMENS DE LABORATOIRE :

De nombreux examens de laboratoire sont couramment utilisés pour confirmer le diagnostic de la pancréatite aiguë. Cependant ce sont les dosages enzymatiques de l'amylase et de la lipase, qui sont le plus fréquemment employés et qui permettent habituellement de poser le diagnostic de pancréatite aiguë. En raison du délai nécessaire (48 heures) pour calculer un score clinique, de nombreuses études se sont attachées à chercher des marqueurs de gravité permettant une évaluation plus précoce.

<u>L'hyperamylasémie :</u>

On parle d'hyperamylasémie lorsque le dosage plasmatique atteint plus de 3 à 4 fois la norme, (11; 40). Nonante-cinq pourcent des patients souffrant de pancréatite aiguë présentent une hyperamylasémie. Le taux d'amylase augmente en 2 à 12 heures et revient à la norme rapidement après le début des symptômes (demi-vie de 2 heures). On peut donc observer des faux négatifs chez les patients qui ont trop attendu avant de se rendre aux urgences. Il existe entre 9 et 32% de faux positifs selon la litterature (38; 80). Dans ces cas, l'hyperamylasémie peut être expliquée par les mécanismes suivants :

- Production d'amylase par d'autres organes (glandes salivaires, trompes de Fallope, poumon et foie)
- Elimination diminuée dans l'insuffisance rénale
- Absorption transmurale ou trans-péritonéale en cas d'obstruction ou d'ischémie du grêle, d'ulcère peptique, de perforation d'un organe creux, de péritonite ou d'appendicite (15 ; 50).
- En cas de cholécystite aiguë, l'hyperamylasémie observée peut s'expliquer par une pancréatite sub-clinique.
- On observe parfois une hyperamylasémie chronique, sans amylasurie, appelée macroamylasémie. Cette pathologie est due à la liaison de l'amylase à une protéine sérique anormale. Elle peut être induite par l'utilisation d'hydroxyethyl starch (HES).

L'amylase pancréatique représente 35-50% de l'amylase sérique. Grâce à des techniques simples, il est possible de ne mesurer que l'iso-amylase pancréatique, qui est le marqueur le plus sensible (90%) et le plus spécifique (92%) du diagnostic de pancréatite aiguë actuellement disponible.

Les taux d'amylase et de lipase semblent être plus élevés dans les pancréatites aiguës d'origine biliaire que dans les étiologies alcooliques (41). Ceci peut s'expliquer par une incapacité du pancréas, altéré par une intoxication éthylique chronique, à produire un taux important d'enzymes. Le rapport de la lipase/amylase a aussi son importance dans le diagnostic étiologique de la pancréatite aiguë. En cas de pancréatite aiguë sur hypertriglycéridémie, l'amylase n'atteint que rarement des valeurs élevées en raison de la présence d'un facteur circulant inhibant l'activité enzymatique (40; 80; 85). A noter 35-70% d'hyperamylasémie asymptomatique post-ERCP ainsi que 27% post-chirurgie cardiaque.

Cependant le degré d'élévation de l'amylase et celui de la lipase ne reflètent aucunement la sévérité de l'atteinte pancréatique et restent donc uniquement des tests diagnostiques (59). Pezzilli n'a pas pu mettre en évidence de différence statistiquement significative entre le taux d'amylase et l'aspect radiologique du pancréas lors d'une pancréatite aiguë chez 66 patients (66).

L'hyperamylasurie :

Son utilité diagnostique est faible. Elle permet d'écarter une macro-amylasémie (amylase sanguine augmentée, taux urinaire diminué). Le taux urinaire d'amylase tend à rester plus longuement élevé que le taux sanguin. En cas de pancréatite aiguë, l'ACCR (amylase-to-creatinine clearance ratio) passe de 3% à plus de 10 %. L'augmentation de l'ACCR n'est pas spécifique de la pancréatite aiguë, puisqu'il est aussi élevé en cas d'acidocétose diabétique ou chez les grands brûlés (85).

L'hyperlipasémie :

Le diagnostic de la pancréatite aiguë est posé lorsque la lipase est à 3 fois la norme. L'hyperlipasémie a longtemps été considérée comme spécifique de l'atteinte pancréatique, mais dernièrement de nombreuses pathologies entraînant également une hyperlipasémie ont été décrites. L'hyperlipasémie reste toutefois plus spécifique que l'hyperamylasémie ; sa spécificité pour le diagnostic de pancréatite aigue est de 98% (85). Sa sensibilité est également élevée et estimée à 85-100% (40). La lipase atteint plus rapidement des valeurs élevées et sa demi-vie de 7 à 14 heures est plus longue.

Les autres produits pancréatiques :

- Le TAP (trysinogen activation peptide) (39) résulte du clivage du trypsinogène en trypsine. Ce pourrait être un marqueur idéal de la pancréatite aiguë, en raison de son apparition précoce dans le sang, environ 48 heures après le début des signes cliniques. Le seuil de 1,5 nmol/L montre une excellente VPP (92%) et une sensibilité moyenne (75%). De plus, le TAP, est rapidement excrété dans les urines en raison de sa petite taille et pourrait être un bon moyen de prédire la sévérité de la pancréatite aiguë à 24 heures (92). Une étude portant sur 172 patients atteints de pancréatite aiguë a montré une VPN de 86% en utilisant un taux de TAP urinaire de plus de 35 nmol/L (88). Le TAP serait le reflet de la présence et de l'étendue de la nécrose pancréatique (65).

- La PAP (pancreatitis-associated protein) est une « heat-shock protein », qui n'est détectable qu'en cas de pancréatite aiguë. Elle ne permet pas de distinguer les pancréatites aiguës sévères des pancréatites aiguës bénignes (93).

- Le CAPAP (Carboxypeptidase B activation peptide) issu de la Procarboxypeptidase B: peptide très stable au niveau urinaire et sanguin en raison de son poids moléculaire élevé. Son dosage pendant les 24 premières heures est aussi fiable que celui de l'amylase ou de la lipase et ensuite en raison de sa stabilité plus grande, il peut être utilisée pour le diagnostic tardif (87; 92).

- Le trypsinogène-2 : permet de détecter quelques heures après le début des symptômes une pancréatite aiguë sévère (positive likelihood ratio de 11,6-18,2 pour le stix urinaire) (92). De plus, ce dosage est utile pour le diagnostic et l'évaluation de la sévérité des pancréatites aiguës post-ERCP (87; 92).

Les marqueurs de l'inflammation :

Il existe différents marqueurs de l'inflammation : la CRP et les cytokines : l'IL-6, l'IL-8 et le TNF-alpha. Ces marqueurs sont non-spécifiques et peu sensibles car souvent encore dans les normes à l'admission.

- La CRP (> 210 mg/l durant les 4 premiers jours ou > 120 mg/l à la fin de la première semaine) semble être un bon facteur pronostic, indépendant de la nécrose et donc de la sévérité de l'atteinte, avec une précision de 80% environ (11; 90). Büchler en 1986 et Alfonso en 2003, ont montré que le dosage à 48-72 heures de la CRP pourrait prédire une nécrose. Mais ce moment est trop tardif pour un diagnostic précoce de la sévérité (41; 57; 87).

- L'IL-6, permet de déterminer en 24 à 48 heures, la sévérité d'une pancréatite aiguë et sa mortalité. Selon les études, sa sensibilité et sa spécificité varient entre 71-100% (91; 93).

- L'IL-8 et la « neutrophile elastase » sont les reflets de l'activation des neutrophiles.

- Il est probable qu'une partie de la destruction de la glande pancréatique soit due au TNF et pas seulement aux enzymes et à l'ischémie (14). La relation pancréatite aiguë et le TNF-alpha est controversée (87; 93).

Malgré de nombreuses études portant sur différents marqueurs, aucune application clinique actuelle n'a été retenue pour ce qui est de l'estimation précoce de la sévérité de la pancréatite aiguë.

## LES DIFFERENTS SCORES DE SEVERITE :

Voici le différents scores actuellement en usage pour estimer la sévérité d'une pancréatite aiguë en phase initiale (11; 22 ; 26). Ils seront présentés successivement en mettant en évidence leurs avantages et leurs inconvénients.

**Le score de Ranson** (22 ; 74):

Il existe deux versions du score de Ranson : une version pour les pancréatites aiguës d'origine biliaires et une pour les pancréatites aiguës alcooliques.

| Ranson | |
|---|---|
| **A l'admission :** | |
| Age | >55 ans |
| Leucocytes | >16000/mm3 |
| LDH | >350 U/L |
| ASAT | >250 U/L |
| Glycémie | >11,1 mmol/L (200 mg/dl) |
| **Après 48 heures :** | |
| Chute de l'hématocrite | >10% |
| Augmentation urée | >1,8 mmol/L (> 5mg/dl) |
| Calcium | <2 mmol/L (<8 mg/dl) |
| PO2 | <60 mmHg (<8 kPa) |
| Déficit de base | >4 mEq/L |
| Séquestration liquidienne | >6000 ml |

Notes :

LDH : déshydrogénase lactique sérique

ASAT : aspartate aminotransférase sérique

Défécit de base : quantité de substance tampon, qu'il faut ajouter à l'échantillon de sang, pour titrer celui-ci à un pH de 7,4.

**Le score de Glasgow ou d'Imrie** (22 ; 84):

| Glasgow ou Imrie | |
|---|---|
| A l'admission : | |
| Age | >55 ans |
| Après 48 heures : | |
| Albumine | <32 g/L |
| Leucocytes | >15000/mm3 |
| LDH | >600 U/L |
| ASAT/ALAT | >100 U/L |
| Glycémie | >10 mmol/L (>180 mg/dl) |
| Calcium | <2 mmol/L (<8 mg/dl) |
| Urée | >16 mmol/L |
| PO2 | <60 mmHg (<8 kPa) |

Notes :

LDH : déshydrogénase lactique sérique

ASAT : aspartate aminotransférase sérique

ALAT : alanin aminotransférase sérique


On considère que la pancréatite est sévère si plus de trois critères sont atteints pour le score de Ranson ou si trois critères ou plus sont atteints pour le score de Glasgow. Ces scores présentent le désavantage de nécessiter 48 heures pour être calculés et de ne pouvoir être ensuite réévalués quotidiennement.

**Le score APACHE II** (22 ; 79):

| Variables: | 4 | 3 | 2 | 1 | 0 | 1 | 2 | 3 | 4 |
|---|---|---|---|---|---|---|---|---|---|
| Fréq. cardiaque | ≥180 | 140-179 | 110-139 | | 70-109 | | 55-69 | 40-54 | <40 |
| TAM (mmHg) | ≥160 | 130-159 | 110-129 | | 70-109 | | 50-59 | | <50 |
| T° rectale (C) | ≥41 | 39-40.9 | | 38,5-38.9 | 36-38.4 | 34-35.9 | 32-33.9 | 30-31.9 | <30 |
| Fréq. respiratoire (ventilé ou non) | ≥50 | 35-49 | | 25-34 | 12-24 | 10-11 | 6-9 | | <6 |
| Oxygénation (mmHg) AaDO2 si FI02 >0,5 Pa02 si FI02 <0,5 | >500 | 350-499 | 200-349 | | <200 >70 | 61-70 | | 55-60 | <55 |
| pH artériel | ≥7.7 | 7.6-7.69 | | 7.5-7.59 | 7.33-7.49 | | 7.25-7.32 | 7.15-7.24 | <7.15 |
| Hématocrite (%) | ≥60 | | 50-59.9 | 46-49.9 | 30-45.9 | | 20-29.9 | | <20 |
| Globules blancs (103/mm2) | ≥40 | | 20-39.9 | 15-19.9 | 3-14.9 | | 1-2.9 | | <1 |
| Potassium (mEq/L) | ≥7 | 6-6.9 | | 5.5-5.9 | 3.5-5.4 | 3-3.4 | 2.5-2.9 | | <2.5 |
| Sodium (mEq/L) | ≥180 | 161-179 | 156-160 | 151-155 | 130-150 | | 120-129 | 110-119 | <110 |
| Créat. (mg/100ml) Pts x2 en cas d'IRA | ≥3.5 | 2-3.4 | 1.5-1.9 | | 0.6-1.4 | | <0.6 | | |
| Coma Glasgow Scale : Score = 15-CGS actuel | | | | | | | | | |

Pour obtenir le score APACHE II, il faut additionner les 12 variables de l'Acute Physiology Score (APS) ci-dessus, les points déterminés par l'âge en années et enfin les points en fonction des maladies chroniques (11; 22 ; 68).

Un score supérieur ou égal à 8 correspond à une pancréatite aiguë sévère. Les atouts principaux de ce score sont sa rapidité d'évaluation et la possibilité d'être recalculé au cours de l'évolution de la maladie. Toutefois cela reste un score compliqué en raison du nombre élevé de paramètres à évaluer.

Ce score est supérieur au scanner pour évaluer la nécessité d'une hospitalisation aux soins intensifs (79). Par rapport aux autres scores existants, il accorde une échelle de points en fonction de la sévérité de l'atteinte et prend en compte l'état de santé préalable du malade (79).

**Les scores radiologiques de Balthazar :**

| Score de Balthazar de 1985 | |
|---|---|
| CT grade | Description |
| A | pancréas normal |
| B | agrandissement localisé ou diffus du pancréas pouvant inclure des irrégularités de contour, une atténuation hétérogène de la glande, une dilatation du canal de Wirsung et de petites collections liquidiennes intraglandulaires pour autant qu'il n'y ait pas d'évidence d'atteinte péripancréatique |
| C | anomalie de la glande associée à des modifications de la graisse péripancréatique sous forme de densités floues et striées. |
| D | présence d'une collection liquidienne mal définie |
| E | présence d'au minimum deux collections liquidiennes mal définies ou présence d'air adjacent ou situé à l'intérieur du pancréas |

| CTSI : Score de Balthazar + Nécrose : 1990 | | | | |
|---|---|---|---|---|
| CT grade | Points | Nécrose | Points supplémentaires | CTSI |
| A | 0 | | | |
| B | 1 | 0 | 0 | 1 |
| C | 2 | <30% | 2 | 4 |
| D | 3 | 30-50% | 4 | 7 |
| E | 4 | >50% | 6 | 10 |

Note :

CTSI : computed tomography severity index

Ces deux scores, en particulier le plus récent (CTSI), sont les plus performants pour apprécier les complications locales (1; 13). La plupart des études réalisées sur ce sujet confirment que la mortalité de la pancréatite aiguë est liée à la présence de zones de nécrose dans le parenchyme pancréatique et de coulées rétropéritonéales. Le premier score ne prend en compte que les coulées, alors que le deuxième tient compte de la présence et de l'étendue des zones de nécrose.

## LES EXAMENS RADIOLOGIQUES :

### L'abdomen sans préparation (ASP) :

La présentation d'une douleur abdominale aiguë ouvre un diagnostic différentiel large et l'ASP nous permet essentiellement d'écarter certains diagnostics tels qu'une obstruction ou une perforation intestinale.

Sur ce type d'examen, on ne peut observer que des signes indirects de pancréatite aiguë. Ces signes sont cependant absents dans 20-25% des cas (33; 80). Parmi ces signes indirects, citons l'anse sentinelle (41%), correspondant à un iléus segmentaire du grêle. Le grêle est alors dilaté de plus de 3 cm avec un épaississement des plis avec ou sans niveau hydro-aérique (33). Dans d'autres cas plus avancés, on peut observer le « colon cut-off sign » (22%). Ce signe correpond soit à des spasmes du côlon descendant secondaires à une coulée, soit à un iléus du côlon transverse consécutif à son infiltration soit à un écrasement du côlon transverse par le pancréas oedématié. On observe alors une absence d'air dans le côlon en aval de l'angle splénique, avec une dilatation en amont.

L'estomac et le duodénum peuvent être dilatés (11%), plus rarement on peut observer une empreinte pancréatique sur la grande courbure de l'estomac (14%).

Les coulées para-rénales postérieures peuvent effacer les contours des muscles psoas (19%). En cas de coulées para-rénales antérieures, plus fréquentes à gauche, on peut voir le signe du halo rénal correspondant au contraste augmenté entre la graisse péri-rénale et la coulée para-rénale.

Dans de très rares cas, on peut observer sur le cliché de profil des bulles d'air rétro-gastriques, extra-digestives en cas d'abcès retropéritonéal. Sur le cliché de profil toujours, l'estomac peut être refoulé vers l'avant avec augmentation de l'espace entre le côlon et l'estomac (15%) correspondant à une infiltration de la graisse péri-pancréatique.

La présence de calcifications se projetant sur l'aire pancréatique (3%) peut suggérer un contexte de pancréatite chronique.

Des calculs vésiculaires peuvent orienter vers une étiologie biliaire.

**La radiographie du thorax :**

L'épanchement pleural (4%), le plus souvent situé à gauche, constitue le signe radiologique le plus fréquemment visualisé sur la radiographie du thorax. Il s'agit d'un signe tardif, débutant plus de 36 heures après le début des symptômes. D'autres signes, comme la surélévation du diaphragme gauche visible dans 80 % des cas de pancréatite aiguë (38), l'apparition d'atélectasies basales ou d'un infiltrat alvéolaire diffus dans le cadre d'un ARDS peuvent être observés. De plus, la radiographie du thorax peut révéler un pneumopéritoine.

**Echographie abdominale :**

De par sa situation rétro-péritonéale, le pancréas est difficile à visualiser par ultrason, en particulier chez les malades en surcharge pondérale ou en cas d'iléus. Le pancréas ne peut être visualisé de façon satisfaisante que dans 25-50% des cas. Lorsque le pancréas peut être visualisé, on peut observer une diminution de son échogénicité ou une tuméfaction de la glande. Block a montré sur 75 patients consécutifs atteints de pancréatite aiguë que le pancréas avait pu être visualisé dans 76% des cas par ultrasons. La sensibilité de détection d'une nécrose pancréatique était alors de 73% (72). L'avantage de l'échographie est sa facilité d'accès et sa sensibilité excellente pour la détection de liquide libre, de calculs biliaires ou d'une dilatation des voies biliaires. L'échographie reste donc indiquée pour la recherche étiologique de la pancréatite aiguë.

**Echo-endoscopie :**

S'agit d'un examen minimalement invasif qui permet de contourner les obstacles rencontrés lors de la réalisation d'une échographie transpariétale. Cette technique permet de visualiser un calcul biliaire cholédocien avec une sensibilité de près de 95%. La sensibilité de l'échographie abdominale dans cette indication n'est que de 50-70%. Il s'agit donc d'une technique de choix pour rechercher une origine biliaire à une pancréatite aiguë.

**CT-scan** :

Le CT permet une très bonne visualisation du pancréas et des tissus avoisinants. La densité du pancréas est normalement de 35-40 UH, diminuant sensiblement de la tête à la queue. Cette densité passe normalement à 100 UH (50-150 UH) après injection de produit de contraste. Seul le canal de Wirsung ne se rehausse pas, ce qui le rend plus visible. Une analyse semi-quantitative de la densité peut être faite, en comparant les parenchymes splénique et pancréatique.

A l'admission, chez les malades souffrant d'une pancréatite aiguë bénigne, on retrouve un pancréas parfaitement normal dans 14-28% (13; 73). Des chiffres plus bas entre 10% (41) et 11% (26) ont également été rapportés. Le plus souvent, le pancréas est légèrement oedématié et se rehausse de façon plus marquée en raison de l'inflammation qui entraîne une vasodilatation et une augmentation du débit sanguin. La plupart du temps, on observe une tuméfaction diffuse de la glande. Une tuméfaction localisée peut cependant être observée dans 18,1% des pancréatites aiguës (13). Lorsque la tuméfaction est localisée à la région céphalique, on peut suspecter une origine biliaire (27,3% vs 8,3%). Lorsque celle-ci intéresse plutôt la région corporéo-caudale on peut évoquer une néoplasie sous-jacente bien que cette étiologie soit rare. (45). Environ 3% des tumeurs pancréatiques se révèlent par une pancréatite aiguë.

Le pancréas peut présenter des contours flous, mal délimités. Le parenchyme peut apparaître hétérogène, et présenter des zones de nécrose, définies radiologiquement par une prise de contraste du parenchyme pancréatique inférieure à 30 UH (12; 45) ou 50 UH (63). La région céphalique est souvent épargnée en raison de sa vascularisation plus importante (21; 30; 71). L'absence de rehaussement des zones nécrosées après l'injection de produit de contraste est due à la destruction locale de la microcirculation. Les zones de nécrose doivent être recherchées activement en raison du risque infectieux élevé qui leur est associé. Sur un examen réalisé très précocement dans l'évolution de la maladie, on peut observer des troubles de la perfusion et des changements de type ischémique, mais la nécrose pourra être manquée car pas encore constituée (2). Le moment idéal pour visualiser des zones de nécrose constituées est 2 à 3 jours après le début des symptômes (14; 23). Pour cette raison, la détection par CT de zones de nécrose dans la graisse péri-pancréatique est peu fiable. Ceci explique probablement qu'on observe tout de même 22% de complications chez les patients sans nécrose décelable de la glande pancréatique (14). Le CT permet de visualiser des zones de densité hétérogène péri-pancréatiques résultants de la nécrose de la graisse retropértitonéale, de coulées ou d'hémorragies. La visualisation de ces altérations dépend également du moment auquel est effectué le scanner (12).

L'inflammation débute en général au niveau du corps ou de la queue (45) avant d'atteindre les fascias adjacents qui vont alors apparaître épaissis (33). L'extension antérieure peut causer l'épaississement de la paroi de la vésicule biliaire >2mm simulant une cholécystite (45). En cas de pancréatite aiguë plus sévère, on peut observer des coulées liquidiennes dont la densité varie entre -6 et +20 UH. Ces coulées peuvent apparaître à différents endroits dans le rétro-péritoine : les deux localisations les plus fréquentes sont l'arrière-cavité des épiploons (62%), (33), et l'espace para-rénal antérieur gauche (53%). Environ 40% des patients avec une pancréatite aiguë sévère développeront des coulées (1; 63), parmi lesquels plus de 50% auront une évolution spontanément favorable. Pour les autres, l'indication à une aspiration percutanée peut être posée en cas de suspicion d'infection, d'apparition de pseudo-kyste ou de symptômes tels que douleur ou hémorragie. L'atteinte du mésentère et du méso-côlon est un signe de gravité et se retrouve dans 20% des pancréatites aiguës sévères (33). L'extension dans l'espace para-rénal postérieur est en général prévenue par le fascia para-rénal antérieur (fascia de Gerota). Une coulée dans cet espace peut se manifester cliniquement par le signe de Grey-Turner. Des calcifications para-rénales bilatérales peuvent se former suite à la saponification des graisses. Les coulées peuvent s'étendre jusque dans le pelvis en descendant le long des espaces para-rénaux antérieurs. On observe fréquemment des épanchements pleuraux dans les pancréatites aiguës sévères (31%), ainsi que du liquide libre péri-splénique ou péri- hépatique.

Lorsque l'on suspecte une pancréatite aiguë liée à un traumatisme, il faut toujours rechercher une lacération ou une fracture fréquente au niveau de l'isthme ou du corps du pancréas, en raison de leur localisation en avant de la colonne vertébrale.

L'un des avantages principaux du CT est son aptitude à visualiser directement les complications éventuelles de la pancréatite aiguë. Ces complications sont les suivantes : Les abcès qui apparaissent comme des collections de densité hydrique (20-50 UH), circonscrites par une paroi épaisse, contenant du pus. Ils sont le plus souvent situés aux environs du pancréas et toujours associés à des coulées non infectées. Les abcès apparaissent généralement entre la deuxième et la quatrième semaines après le début des symptômes et se développent dans 3-22% (15; 19; 45; 82) des pancréatites aiguës. Le matériel qui constitue ces coulées semble favoriser la croissance bactérienne. Un signe spécifique de l'infection, peu fréquent (22%), est la présence de bulles d'air au sein de l'abcès (15). Cependant, une perforation d'un viscère creux peut aboutir au même tableau. (21). La nécrose surinfectée se présente comme une zone de nécrose non circonscrite et l'infection ne sera révélée qu'à la mise en culture du liquide obtenu par aspiration percutanée. Il est important de différencier l'abcès circonscrit, d'une nécrose infectée car la mortalité associée aux zones de nécroses surinfectées est deux fois plus importante : Elle est estimée à 67% si plus de 50% du pancréas est nécrosé (6). Le traitement de ces deux complications est également différent : les zones de nécroses surinfectées nécessitent un débridement chirurgical alors que les abcès peuvent être traités par un drainage percutané (62; 63). On estime que 30% environ des patients atteints de pancréatite sévère développeront une nécrose infectée. Environ 40-70% des nécroses s'infectent secondairement par translocation bactérienne provenant le plus souvent du tractus digestif (34; 81; 82; 83). Environ les deux-tiers sont dus à des germes gram négatifs entériques et un tiers, à une infection polymicrobienne (81). L'infection dépend de la durée et de l'étendue de la nécrose (82; 83). Les pseudo-kystes : (1-10%, 34; 45 ; 82) apparaissent sous forme d'une image de densité hydrique (0-30 UH), entourée d'une capsule fibreuse (3-4 mm), prenant le contraste. Ils se développent tardivement, environ quatre semaines après le début d'une pancréatite aiguë et contiennent du suc pancréatique, du sang et des zones de nécrose. Ce liquide est typiquement décrit comme de couleur « café-au-lait ». On estime que 30% à 50% des collections liquidiennes se transforment en pseudo- kystes en raison des réactions inflammatoires de voisinage. Ces pseudo-kystes se développent souvent après plusieurs poussées de pancréatite aiguë, et résultent en général de nécroses du corps du pancréas (12). Ils peuvent être liés à la rupture d'un canal pancréatique obstrué. Il s'agit d' une complication bien connue de la pancréatite chronique (25-60%). Dans 20-54% des cas, le pseudo-kyste peut involuer en déchargeant son contenu dans une structure adjacente (estomac, cholédoque, tractus gastro-intestinal, canal pancréatique). Au-delà de deux mois ou lorsque le diamètre du pseudokyste est supérieur à 6 cm ou encore lorsque ce diamètre augmente, les risques de complications sont plus importants. Ces risques sont la rupture, l'hémorragie, la surinfection avec transformation en abcès ou l'obstruction intestinale ou biliaire par compression. Les indications absolues à une intervention thérapeutique sont : la présence de symptômes associés, l'apparition de complications ou une augmentation de la taille. Un diamètre de plus de 6 cm constitue une indication relative (86).

Une perforation intestinale peut également survenir au décours d'une pancréatite aiguë. Il s'agit d'une complication peu fréquente : dans une étude portant sur 83 patients, on retrouve une perforation du quatrième duodénum communicant avec un abcès (16). Les régions les plus fréquemment touchées sont le duodénum et le colon. Les signes radiologiques sont ceux du pneumopéritoine. On peut également mettre en évidence une thrombose veineuse : mésentérique ou splénique pouvant entraîner une hypertension portale segmentaire et des varices. La thrombose se diagnostique radiologiquement par la non-opacification de la veine après injection de produit de contraste. Une complication redoutable est l'hémorragie qui survient dans 5% des cas. Le relargage d'enzymes protéolytiques peut éroder les vaisseaux et causer des hémorragies massives. Parfois on peut observer la formation d'un pseudoanévrisme avant cette complication dramatique. Ce type de lésion vasculaire touche le plus souvent l'artère splénique (50%) ou l'artère gastro-duodénale (21). L'hémorragie se manifeste au CT par la présence de liquide hyperdense bien visible déjà sur les coupes sans injection de produit de contraste (50-70 UH) ; cependant ce liquide n'est visible que pendant peu de temps (24-48 heures (45) voire une semaine (33)). Ces patients arrivent aux Urgences en mauvais état général, avec une anémie sévère et une hypocalcémie. Le traitement d'urgence de choix est une embolisation sélective du vaisseau saignant.

**Les indications au scanner** :

Un Ct scanner est indiqué dans le bilan d'une pancréatite avérée ou suspectée dans les situations suivantes :

- Doute diagnostic chez un malade présentant des douleurs abdominales.
- Hyperamylasémie et pancréatite cliniquement sévère.
- Score Ranson > 3 ou APACHE II > 8.
- Absence d'amélioration clinique dans les 72 heures sous traitement conservateur.
- Modification brusque du status après une période d'amélioration initiale sous traitement conservateur.

Selon les directives retenues lors du Symposium International à Atlanta en 1992, un CT scanner de contrôle peut être effectué, généralement à 72 h, dans les cas suivants :

- Grade A-C ou CTSI 0-2 au CT initial, ou en cas de changement au status faisant suspecter une complication
- A 7-10 jours, si le premier CT montrait une pancréatite grade D ou E.
- CT à la sortie des patients avec une pancréatite grade D ou E, pour prouver une bonne résolution de celle-ci et écarter la possibilité de complications visibles au CT.

Une étude prospective de 102 patients (48), confirme ces indications, et propose de ne pas pratiquer de CT de routine dans la phase aiguë pour des scores de Ranson ≤ 2, et de ne pratiquer un CT tardif qu'en cas de péjoration de l'état clinique ou des paramètres biologiques. Cette attitude est aussi celle soutenue par l'American College of Radiology en 2000 (59). En revanche, une autre étude prospective avec un collectif de 231 patients (49), conclut que les scores de Ranson et Imrie ne sont pas assez performants pour diagnostiquer une nécrose et que le CT dans les 72 premières heures ne peut donc pas être remplacé ni contourné. Les recommandations actuelles au Japon préconisent un CT-scan initial pour évaluer la nécrose et l'étendue des coulées qui sont directement corrélées à la sévérité de l'atteinte (86).

Enfin, il a été débattu dans les études animales, du risque lié au produit de contraste utilisé lors des CT effectués pour le diagnostic et l'évaluation radiologique de la pancréatite aiguë. Aucune étude chez l'homme n'a montré d'augmentation de la mortalité (12). Dans le travail de McMenamin, (29), les auteurs ne constatent qu'une augmentation de la durée des symptômes et une autre étude (43), ne met en évidence aucune différence ni au niveau des valeurs de laboratoire, ni dans la durée d'hospitalisation, la morbidité ou la mortalité.

**Résonance magnétique** :

Il s'agit d'une technique encore peu étudiée pour l'instant, mais qui peut représenter une alternative au CT en cas d'allergie aux produits de contraste iodés, d'insuffisance rénale ou d'anomalies difficilement caractérisables au CT (6). En 1999 Lecesne, conclut que cette méthode est comparable au CT pour établir le pronostic et reproductible pour définir le stade de l'affection (18). Les désavantages de cette technique sont, la difficulté d'accès en urgence, son coût, la lenteur de l'acquisition chez des patients souvent en mauvais état général et la difficulté de pratiquer des gestes invasifs sous le contrôle de cette modalité d'imagerie

## IMAGERIE DE PERFUSION PAR CT SCANNER

C'est surtout depuis que des possibilités thérapeutiques telles que la thrombolyse sont disponibles que l'imagerie de perfusion s'est développée notamment dans le domaine de la neuroradiologie (69, 70). Initialement les mesures de la perfusion cérébrale étaient effectuées par CT au Xenon, PET ou SPECT mais ces techniques sont lourdes et peu accessibles. Plus récemment le CT et l'IRM ont été utilisés pour réaliser de telles mesures.

L'imagerie de la perfusion tissulaire par CT scanner permet une mesure quantitative des paramètres tels que la perfusion volumique (**perf**) (ml/100cc/min), le pic de rehaussement maximum (**PEI**) (unité Hounsfield), le temps au pic (**TTP**) (s) et le volume sanguin (**BV**) (cc/100g). Des cartes en couleurs de ces différents paramètres peuvent être générées à la demande afin de faciliter l'appréciation visuelle des éventuels troubles de perfusion. Ces données sont obtenues en observant le premier passage d'un bolus de produit de contraste iodé dans le parenchyme d'un organe. Il existe une relation linéaire entre la concentration de ce produit de contraste et le degré d'atténuation du rayonnement X : Le produit de contraste cause une augmentation proportionnelle de l'atténuation dans une région donnée. Une acquisition dynamique durant le passage du bolus de produit de contraste permet l'établissement d'une courbe de la concentration du produit de contraste en fonction du temps. Plusieurs algorithmes permettent l'extrapolation des paramètres de perfusion cités plus haut à partir de cette courbe atténuation/temps.

Nous citerons ici les deux modèles les plus fréquemment utilisés :

1. « **modèle du volume central** » qui fait appel à un processus mathématique complexe appelé déconvolution qui permet à partir des courbes d'atténuation artérielle et parenchymateuse de déduire le temps de transit moyen (MTT). Le BV est obtenu en divisant l'aire sous la courbe des pixels parenchymateux par l'aire sous la courbe artérielle. A partir de là, la Perf peut être déduite selon l'équation suivante :

$$\boxed{\text{Perf=BV/MTT}}$$

Cet algorithme est couramment utilisé par les programmes d'analyse de la perfusion cérébrale, notamment en cas d'ischémie aiguë (70). Des controverses existent à propos de cette technique, notamment en ce qui concerne l'artère à utiliser comme « input », mais aussi en ce qui concerne la précision et la reproductibilité des résultats. Malgré cela cette technique s'est montrée efficace dans le diagnostic non invasif de l'ischémie cérébrale ainsi que pour la détection des vasospasmes survenant au décours d'une hémorragie sous-arachnoïdienne.

**2. « Modèle de la pente maximale»** il s'agit d'un autre algorithme couramment utilisé qui a été utilisé par Miles et al. pour effectuer les premières mesures de perfusion pancréatique (8). Pour chaque voxel, un algorithme informatique extrait directement de la courbe d'atténuation les informations nécessaires pour calculer les paramètres de perfusion tels que pente maximale de la courbe d'atténuation, rehaussement maximal, temps au pic (fig. 1). Ces données permettront ensuite l'établissement de cartes en couleur. Cette technique présente l'avantage d'être plus robuste notamment face au bruit de fond et aux artefacts de mouvements en raison de la durée relativement brève de l'acquisition. C'est pour ces raisons que nous avons choisi cet algorithme pour réaliser les mesures de perfusion pancréatique dans cette étude. Cette technique exige des vitesses d'injection plus élevée que la précédente, car un calcul correct des paramètres de perfusion nécessite le passage d'un bolus compact de produit de contraste (44). Pour les mêmes raisons, les paramètres de perfusion seront dépendants du débit cardiaque et des paramètres circulatoires du patient au moment de l'acquisition.

**Fig. 5**

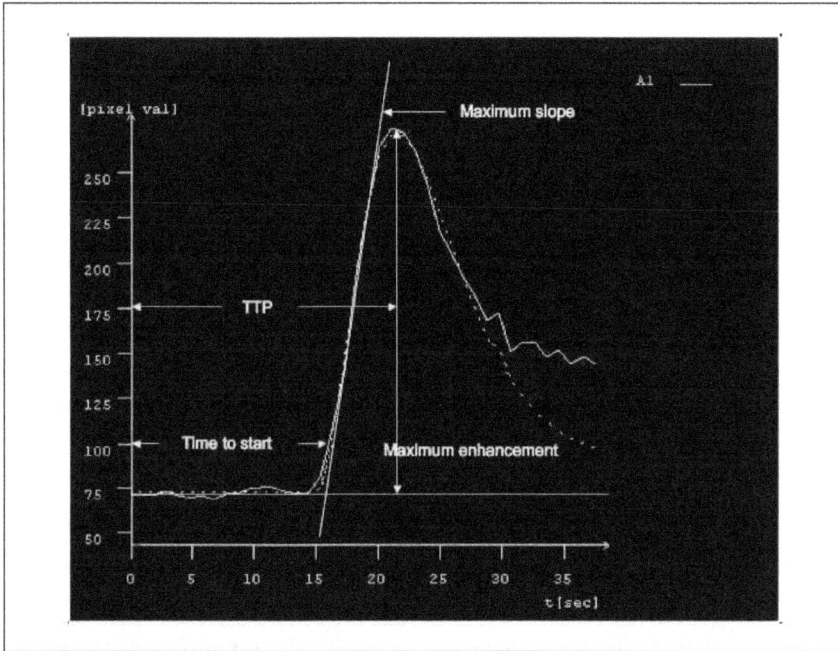

Aspect de la courbe d'atténuation mesurée lors du passage d'un bolus de produit de contraste iodé. De cette courbe, les variables **Perf**, **PEI**, **TTP**, et **BV** peuvent être calculées. **TTP** est le temps entre le début de l'injection et le moment ou l'atténuation maximale est atteinte. Certains auteurs préfèrent mesurer le **TTP** à partir du moment ou l'atténuation commence d'augmenter (time to start). **Perf** peut être estimé à partir de la pente maximale de la courbe (maximum slope). **BV** est calculé à partir de l'aire sous la courbe est peut aussi être estimé à partir du rehaussement maximal (maximum enhancement) comparé à celui d'un vaisseau de référence.

**Réalisation de l'examen:** En général un premier CT est effectué sans injection de produit de contraste afin de repérer la région du corps sur laquelle sera réalisée l'imagerie de perfusion. L'imagerie de perfusion est obtenue à l'aide d'un CT multidétécteur : 4 coupes adjacentes de 6mm d'épaisseur (90kVp, 100mAs) sont programmées sur la région à analyser. Un bolus de produit de contraste est injecté et l'acquisition des images commence simultanément au rythme d'une image par seconde par coupe. La dose effective totale pour les 40 acquisitions a 100mAs est estimée à 3.54 mSv.

Les images ainsi obtenues sont ensuite acheminées vers une station de travail équipée d'un programme informatique dédié permettant l'analyse des données et la création de courbes d'atténuation sur les régions d'intérêt et la création de cartes en couleurs reflétant les différents paramètres de perfusion mesurés.

Controverses :

Bien que des valeurs quantitatives puissent être obtenus par cette méthode, la précision des valeurs de perfusion ainsi obtenue n'a pas été entièrement validée (70). Il existe en effet des divergences dans les valeurs de perfusion mesurées par CT de perfusion et CT au Xenon. Les mesures de CT de perfusion sont par contre en accord avec celles qui sont effectuées par IRM de perfusion. Ces divergences semblent être attribuable à la nature du traceur utilisé : traceur endovasculaire dans le cas du CT et de l'IRM de perfusion et traceur diffusible dans le cas du CT au Xenon. Le choix de l'artère de référence (input ROI) semble également jouer un rôle important dans la détermination des paramètres de perfusion. L'analyse des données de perfusion et la production de cartes en couleurs nécessite donc un apprentissage et un niveau de connaissance adéquat du programme d'analyse. Il y a donc un phénomène de « learning curve ». La reproductibilité des résultats n'a pas été validée de manière formelle dans la littérature (70).

Les limitations de cette technique sont d'une part le volume de la zone qui peut actuellement être investigué et qui est limité à l'épaisseur de 4 coupes adjacentes soit 24mm dans notre cas. D'autre part la durée d'acquisition de 40s augmente le risque d'artefacts cinétiques en particuliers dans des régions comme l'abdomen.

Malgré ces limitations, l'imagerie de perfusion par CT multidétécteurs est une alternative crédible aux autres modalités de mesure de la perfusion. Cette technique est disponible dans la plupart des centres d'urgence, elle est rapide et facile à mettre en œuvre.

## DESCRIPTION DE L'ÉTUDE

**Matériel & Méthode**

De juin 2002 à août 2003, 106 patients admis pour douleurs abdominales avec suspicion clinique de pancréatite aiguë ont été inclus dans cette étude. Parmi eux 66 hommes et 40 femmes. L' âge moyen était de 54 ans avec des extrêmes allant de 18 à 92 ans. Des mesures des paramètres de perfusion pancréatique ont été effectuées par CT scanner avec imagerie de perfusion, lors du bilan initial, en général dans les 24 heures suivant l'admission.

Nous avons utilisé un scanner multidetecteur Philips Mx 8000 (16 barettes) disponible dans l'Antenne de Radiologie des Urgences de notre institution. Le protocole d'imagerie suivant à été utilisé:

Une première acquisition (120kV, 200mAs), est réalisée sans injection de produit de contraste. Cette série d'image sert à localiser le pancreas et à programmer les 4 coupes sur lesquelles sera effectuée l'acquisition dynamique.

Les images de perfusion (90kV, 100mAs) sont obtenues en lieu et place de l'acquisition réalisée d'ordinaire au temps artériel. Les 4 coupes de 6 mm d'épaisseur sur lesquelles seront effectuées les mesures dynamiques sont programmées de façon à couvrir le pancréas de la manière la plus complète possible. L'acquisition des images commence simultanément à l'injection intraveineuse d'un bolus de 40cc de produit de contraste iodé (Ultravist 300, Schering, Berlin, Germany). L'injection se fait par le biais d'un système de pompe motorisée commandée à distance au débit de 5 ml/s. Les images de perfusions sont obtenues au rythme d'une image par seconde sur chaque coupe. La durée totale de cette acquisition est donc de 40 secondes. La réalisation de ce type d'image s'effectue pendant une apnée de 40 secondes. Un total de 160 images est obtenu (40 images dynamiques par coupe).

À la fin de l'examen, une dernière acquisition spiralée conventionnelle est réalisée 60 secondes après l'injection intraveineuse d'une dose complémentaire de 100cc de produit de contraste au débit de 3,5 ml/s. (Temps veineux).

Les images dynamiques sont ensuite analysées sur une station dédiée (MxView Independent Multi-Modality Diagnostic Workstation) à l'aide du programme d'analyse dédié MxView v5.0.1 (Philips Medical systems, Eindhoven, Pays Bas).

La qualité des acquisitions dynamiques a été estimée à partir des courbes d'atténuation en fonction du temps obtenues pour les différentes régions d'intérêt. La qualité était jugée bonne si des mesures fiables et reproductibles pouvaient être obtenues dans les trois subdivisions anatomiques du pancréas (tête, corps et queue). La qualité était jugée satisfaisante si des mesures fiables pouvaient être obtenues dans au moins une de ces subdivisions anatomiques et mauvaise si aucune mesure fiable ne pouvait être obtenue.

Une estimation visuelle de la gravité de la maladie a été ensuite effectuée selon les critères de Balthazar (6) (voir page 26).

Les paramètres suivants ont été calculés: **Perf** (ml/100cc/min), **PEI** (Hounsfield units), **TTP** (s) et **BV** (ml/100cc) **(Fig 1, 2.).** Le programme utilisé pour calculer ces paramètres est basé sur le modèle de la pente maximale évoqué précédemment. De façon simplifée la perfusion tissulaire est calculée en divisant la pente maximale de la courbe de rehaussement par le pic d'intensité maximal dans l'aorte (voir imagerie de perfusion par CT Scanner, voir page 38) comme l'ont décrit Miles et al. (7,8). Une région d'entrée (Input ROI) est définie au niveau de l'aorte abdominale puis les courbes d'atténuation en fonction du temps sont ensuite obtenues en plaçant d'autre ROI sur les différentes parties du pancréas. Lors du placement des ROI, il convient de faire particulièrement attention à ne pas inclure de vaisseaux sanguins ou des régions clairement pathologiques telles que les zones de nécrose ou des kystes. Afin d'optimiser le rapport signal sur bruit une taille minimale de 50 pixels par ROI a été choisie. D'autre part il convient lors du placement des ROI de prendre garde à éviter les effets de volume partiel (ROI situé en partie sur le pancreas et en partie sur les tissues avoisinants). Le programme d'analyse permet également d'imposer des valeurs au-delà desquelles les pixels ne sont plus pris en compte dans les calculs des paramètres de perfusion. Ceci permet d'éviter, dans une certaine mesure, d'inclure des petits vaisseaux, des calcifications ou de l'air dans le calcul de ces paramètres. Ces seuils ont été fixés à −50 et +100 Hounsfield Units (HU).

Bien que nous soyons conscient qu'en cas de pancréatite focale, la perfusion régionale peut être hétérogène, nous avons choisi de calculer la perfusion moyenne de cet organe, basée sur la moyenne des paramètres de perfusion mesurés dans les différentes subdivisions anatomiques de l'organe. Nous sommes conscients que ceci peut constituer une faiblesse dans le design de cette étude. Cependant des études angiographiques réalisées chez des patients souffrant de pancratite aiguë (5) ont montré qu'il existe des altérations de la perfusion intra- et péripancréatique mais également dans les tissus extrapancréatiques, dépendant des artères splanchniques. Ces altérations semblent dues à des spasmes vasculaires ou à une altération de la crase avec apparition de phénomènes d'hypercoagulabilité intravasculaire. Ces modifications diffuses étaient décelables par angiographie avant que des zones de nécrose constituée ne soient visible au CT. Ces altérations de la perfusion étaient liées de façon significative avec une évolution défavorable de la maladie.

Afin de limiter l'impact du biais lié à l'opérateur effectuant les mesures, toutes les mesures de perfusion ont été effectuées à deux reprises pour tous les patients en ignorant le diagnostic final. Les résultats des deux sets de mesures ont été ensuite comparés et lorsque les résultats des deux sets de mesures divergeaient significativement, la cause de cette divergence était recherchée. La principale cause de divergence entre les deux sets de mesure effectués pour chaque patients était un positionnement inapproprié des ROI de mesure avec par exemple un ROI positionné sur une partie mobile du pancreas chez un patient ayant respiré durant l'acquisition ou le positionnement d'un ROI sur un vaisseau ou une zone de nécrose.

Les mesures de **Perf**, **PEI**, **TTP** et **BV** ont été effectuées dans les trois subdivisions anatomiques du pancreas (tête, corps et queue) chaque fois que la qualité de l'acquisition le permettait et la valeure moyenne de ces différentes mesures était ensuite calculée pour chaque paramètre. Dans certains cas des mesures fiables n'ont pu être obtenues que dans deux, voire une seule de ces subdivisions.

Les données cliniques telles que l'anamèse, les valeurs de laboratoire initiales (amylase, lipase) et le traitement proposé au malade ont été obtenues retrospectivement à partir des dossiers d'hopsitalisation. Ces données ont ensuite été introduites dans une base de donnée créée spécialement à cet effet à l'aide du programme de gestion de base de données FileMaker Pro 6™ (FileMaker Inc, Santa Clara CA, USA).

Les patients présentant une pancréatite aigüe (**P+**) ont été séparés en deux groupes: **P1** (pancréatite aiguë sévère) lorsqu'un séjour aux soins intensifs, une intervention chirurgicale ou un drainage se sont révélés nécessaires et **P2** (pancrétatite aiguë modérée) lorsque le traitement conservateur seul s'est révélé suffisant. Les patients qui ont nécessité une cholécystectomie en raison d'une lithiase biliaire ont été considérés comme ayant souffert d'une pancréatite aigue modérée étant donné que la chirurgie n'était pas liée à l'affection pancréatique ou à ces complications. L'analyse statistique des données à été effectuée en utilisant le test de Wilcoxon (rank sum). Pour un niveau global de 5% nous avons effectué une correction de Bonferroni car le taux d'erreur aurait été plus grand que 5% en réalisant des tests multiples. Ainsi pour un test unique nous avons utilisé une valeur de 0.05/8 = 0.00625. Nous avons considéré que, si la valeur de p pour un paramètre était plus petite que 0.00625, il existait une différence significative entre les patients des deux groupes.

**Resultats**

Qualité de l'imagerie de perfusion :

Sur un total de 106 examens réalisés, la qualité de 24 acquisitions (soit 23%) a été considérée comme mauvaise. Ces cas ont été exclus de l'étude. Ce taux d'échec élevé peut être expliqué en partie par le fait que nous avons dû déterminer par expérience le délai idéal entre l'injection et le début de l'acquisition. Ainsi parmi les premières mesures effetuées, la mauvaise qualité des images de perfusion a été attribuée à une injection trop tardive du bolus de produit de contraste dans 12 cas. Ce retard à l'injection a pour conséquence l'obtention de courbes d'atténuation incomplètes. Ce problème a été corrigé par la suite en injectant le bolus simultanément au début de l'acquisition des images dynamiques. Un autre obstacle à cette modalité d'imagerie est le fait que les patients doivent être capables de tenir une apnée de 40 secondes, chose qui peut s'avérer difficile pour des malades souvent très souffrants voir instables. Les mouvements respiratoires durant l'acquisition font bouger le corps et surtout la queue du pancréas. Ces mouvements font que le pancréas effectue des mouvements de va-et-vient en dehors du ROI de mesure donnant lieu à une courbe d'attenuation en "dents de scie" inutilisable. Seize cas ont été exclus pour cette raison. Toutefois, les mouvement respiratoires ne sont pas un obstacle absolu à l'obtention de mesures fiables. En effet si la partie initale de la courbe n'est pas affectée on peut obtenir des valeurs de perfusion fiables puisque la détermination de la valeur de perfusion est extrapolée à partir de la pente ascendante maximale de la courbe de rehaussement. Finalement 1 cas a du être exclu en raison d'un mauvais positionnement des coupes d'imagerie de perfusion. En effet, une attention particulière doit être portée au positionnement des 4 coupes d'acquisition dynamique qui doivent inclure la plus grande part du pancréas. Ces coupes doivent être positionnées en prenant pour référence une première acquisition réalisée sans produit de contraste et cette première acquisition doit bien entendu être réalisée dans les mêmes conditions que les acquisitions dynamiques successives. Quelques patients ont été exclus en raison du cumul de plusieurs des défauts mentionnés ci-dessus.

44

Estimation radiologique de la sévérité :

Quatre-vingt-deux patients (50 hommes et 32 femmes) ont donc finalement été retenus pour cette étude. La sévérité de la pancréatite selon les critères radiologiques de Balthazar correspondait au stade A chez 22 patients, B chez 16 patients, C chez 21 patients, D chez 12 patients et E chez 11 patients.

Données cliniques :

Le diagnostic de **pancréatite** a été confirmé retrospectivement chez 61 patients **(P+)** et exclu chez 21 **(P-)**. Dans le groupe **P-**, 5 patients souffraient en fait d'une affection néoplasique bilio-digestive, 3 présentaient une cholécyctite non compliquée, 5 souffraient d'une maladie infectieuse intéressant la cavité peritonéale ou le tractus digestif, 1 patient présentait un infarctus mésentérique, 1 patient présentait une occlusion grêle, 1 patient présentait une gastrite en relation avec une hypertension portale, 2 patients ont été investigués pour un polytraumatisme avec suspicion de lésion pancréatique et 3 patients ont quitté notre hôpital avec le diagnostic de douleurs abdominales d'origine indéterminée.
Dans le groupe **P+**, 8 patients ont été considérés comme ayant présenté une pancréatite sévère **(P1)** et 53 comme ayant une pancréatite modérée **(P2)**.

Données de perfusion :

La valeur moyenne de la perfusion pancréatique était 61.2 ml/100cc/min (9.4-228.1) dans le groupe **P-** et 47.2 ml/100cc/min (7.3-157.1) dans le groupe **P+** (p=0.2362, non significatif). La valeur moyenne de PEI était 43.2 HU (8.4-79) dans le groupe **P-** et 9.4 HU (7.8-85.1) dans le groupe **P+** (p=0.3103, non significatif). La valeur moyenne de TTP était 19 s (9.6-29.3) dans le groupe **P-** et 20.4 s (10.5-35.2) dans le groupe **P+** (p=0.3836, non significatif). La valeur moyenne de BV était 21.1 ml/100cc (2.6-48.3) dans le groupe **P-** et 22 ml/100cc (3.1-59.1) dans le groupe **P+** (p=0.6864 non significatif).

| | Perfusion (ml/100cc/min) | PEI (HU) | TTP (s) | BV (ml/100cc) |
|---|---|---|---|---|
| P+ (n=61) | 47.2 | 9.4 | 20.4 | 22 |
| P- (n=21) | 61.2 | 43.2 | 19 | 21.1 |

La valeur moyenne de la perfusion pancréatique était 24.8 ml/100cc/min (15.5-37.8) dans le sous-groupe **P1** et 50.5 ml/100cc/min (7.3-17.1) dans le sous-groupe **P2** (p=0.0016, significatif). La valeur moyenne de PEI était 24.9 HU (7.8-31.1) dans le sous-groupe **P1** et 41 HU (8.6-85.1) dans le sous-groupe **P2** (p=0.0048, significatif). La valeur moyenne de TTP était 22.7 s (16-29.8) dans le sous-groupe **P1** et 20.0 s (10.5-35.2) dans le sous-groupe **P2** (p=0.1714, non significatif). La valeur moyenne de BV était 10.4 ml/100cc (5.4-22) dans le sous-groupe **P1** et 23.7 ml/100cc (3.1-59.5) dans le sous-gourpe **P2** (p=0.0010, significatif).

| | Perfusion (ml/100cc/min) | PEI (HU) | TTP (s) | BV (ml/100cc) |
|---|---|---|---|---|
| P1 (n=8) | 24.8 | 24.9 | 22.7 | 10.4 |
| P2 (n=53) | 50.5 | 41 | 20.0 | 23.7 |

# Fig 6

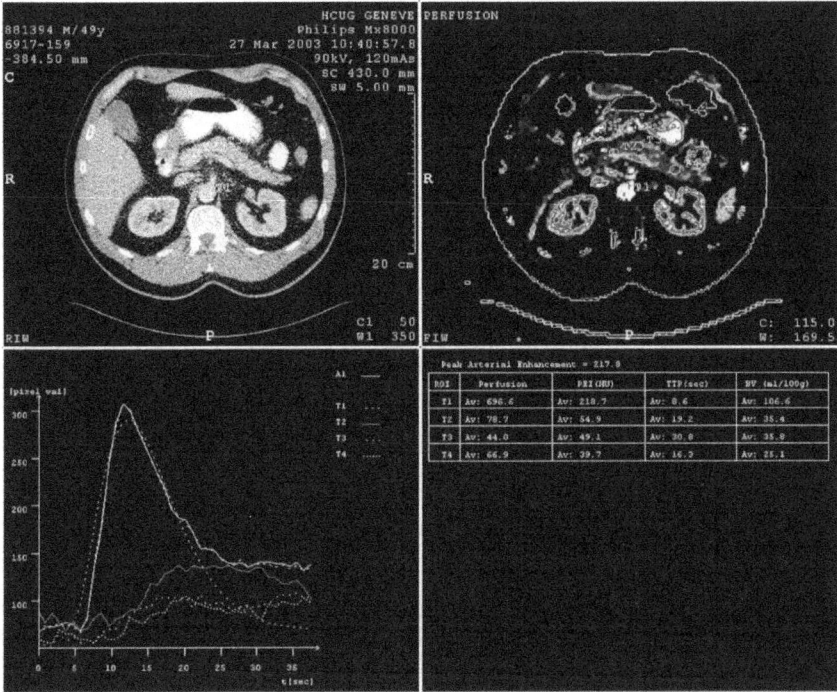

Aspect de la carte de perfusion en couleurs et de la courbe d'atténuation obtenues chez un patient de 50 ans sans pancréatite aiguë. Le diagnostic retenu dans ce cas était celui d'appendicite aiguë perforée. Un ROI d'entrée est visible sur l'aorte abdominale (T1) et 3 ROIs ont été disposés sur la tête, le corps et la queue du pancréas. Notez le rehaussement simultané des 3 courbes correpondantes. La valeur de perfusion semble être légèrement plus élevée dans la région céphalique.

**Fig 7**

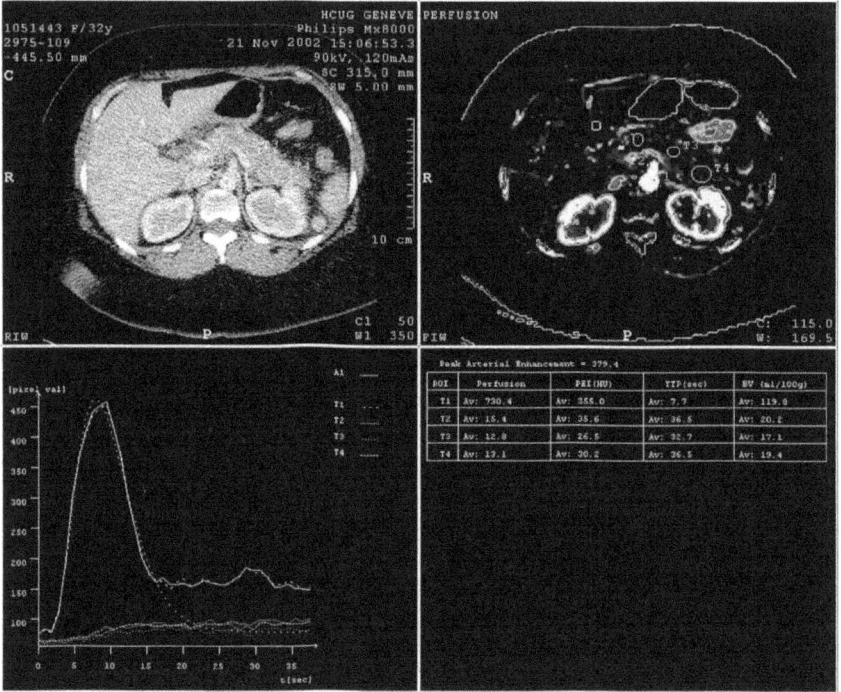

Aspect de la carte de perfusion en couleurs et de la courbe d'atténuation obtenues chez un patient de 32 ans qui présentait une pancréatite aiguë biliaire. Sur l'image standard on note un discret oedème du corps et de la queue mais pas de franche nécrose. Un ROI d'entrée est visible sur l'aorte abdominale (T1) et 3 ROIs ont été disposés sur la tête, le corps et la queue du pancréas. Notez le rehaussement plus lent des trois courbes. Les valeurs de Perfusion, de PEI et de BV sont plus basses dans les trois subdivisions pancrétiques que chez le patient sans pancréatite et le TTP est plus long.

**DISCUSSION :**

Dans ce chapitre, nous allons discuter des principaux critères utilisés pour estimer la sévérité potentielle de la pancréatite aiguë en phase initiale. De nombreuses méthodes basées sur la clinique ou sur l'imagerie ont été décrites dans la littérature médicale de ces 25 dernières années. Pourtant malgré tous ces efforts, aucun consensus n'a été obtenu et la valeur de ces différentes méthodes reste sujette à de nombreuses controverses (2,3). Etant donné l'orientation de cette thèse en imagerie médicale, nous allons nous concentrer essentiellement sur les méthodes d'estimation de la sévérité basées sur des critères radiologiques.

Le CT scan avec acquisitions successives aux temps artériel, veineux et tardif après l'injection d'un bolus de poduit de contraste reste l'examen de choix dans le bilan initial d'une pancréatite aiguë. Cet examen apporte des informations qualitatives sur le pancréas et permet l'appréciation de la morphologie de la glande, la détection d'un odème, d'une tuméfaction locale ou d'une infiltration de la graisse péripancréatique. Cette modalité d'imagerie permet également de déceler la présence de zones de nécrose ou d'autres complications associées avec une sensibilité excellente.

Quatre critères permettant une prédiction de la sévérité de la pancréatite aiguë en phase initiale sont fréquemment évoqués dans la littérature et seront donc discutés ici. Il s'agit de l'âge, de la taille pancréatique objective, de la présence d'anomalies de la graisse péri-pancréatique et de l'étendue des zones de nécrose (68). A ces quatres critères nous allons rajouter la présence d'altérations de la microcirculation pancréatique évoquées par Inoue et al. (4 ; 5).

**Age :**

Il ne s'agit pas d'un critère d'imagerie, mais il semble que le rôle de l'âge dans la détermination du pronostic soit reconnu par une majorité des auteurs et donc nous allons discuter rapidement ce critère. En 1998, Pezzilli a démontré dans une étude prospective comprenant 158 patients (94) qu'un âge supérieur à 55 ans est un facteur de sévérité d'une pancréatite aiguë. Cette étude confirme celles de Ranson de 1974 (74) et de Blamey de 1984 (84), dans laquelle un âge supérieur à 55 ans était considéré comme un facteur pronostique de sévérité. En 2000, Halonen, dans une étude retrospective et prospective portant sur 270 patients consécutifs relève qu'un âge supérieur à 43,5 ans a été reconnu comme un facteur pronostique indépendant de mortalité (95). En 2003, Company observe dans une étude portant sur 67 patients atteints de pancréatite aiguë sévère, que parmi les facteurs pronostiques indépendants de mortalité, l'âge est déterminant (96). L'étude Dolphy réalisée dans notre institution confirme également que l'âge est un paramètre important pour déterminer la sévérité de l'atteinte pancréatique (68). Dans cette étude, l'âge atteint le seuil de signification statistique (p=0,001). En revanche, en 1999 Brisinda, dans une étude portant sur 227 cas, ne semble pas confirmer qu'un âge supérieur à 65 ans soit un facteur prédictif de la mortalité de cette affection (97).

**Taille objective du pancréas:**

En 1991, London a démontré qu'un volume pancréatique total supérieur à 10 cm² avait une sensibilité de 83% et une spécificité de 65% pour prédire une évolution sévère, sans toutefois être assez spécifique pour être d'utilité clinique (71). La taille « objective » et non «subjective» du pancréas s'est aussi révélée comme une variable prédictive déterminante de la sévérité d'une pancréatite aiguë dans l'étude Dolphy (p=0,001) (68).

**Anomalies de la graisse péri-pancréatique :**

Les anomalies de la graisse péri-pancréatique, correspondant au grade C de la classification de Balthazar (13), sont aussi souvent évoquées comme facteur prédictif de la sévérité de la pancréatite aiguë. En 1990, Perez a analysé de façon prospective 148 CT scan de patients atteints de pancréatite aiguë en utilisant le score de Balthazar de 1985, en y ajoutant un grade F supplémentaire en cas de présence d'air dans ou au voisinage du pancréas ou d'une collection liquidienne rétropéritonéale. Dans cette étude, le score de Ranson était considéré comme « Gold standard » de l'estimation de la sévérité. Cet auteur a observé aussi que les anomalies de la graisse péripancréatique correspondent dans 94% des cas à un score de Ranson plus petit ou égal à 2 (25). L'étude Dolphy confirme également que les anomalies de la graisse péri-pancréatique (p=0,001) semblent être un facteur prédictif (68).

**Etendue de la nécrose :**

Il semble clairement établi que les risques d'évolution défavorable en cas de pancréatite aiguë sont principalement liés aux complications infectieuses et que ces complications dépendent de la présence de zones de nécrose, propices au développement bactérien (12; 16; 21; 22; 35; 45; 49; 57; 63; 72; 81; 82; 83). Le risque infectieux global n'excède pas 10%, mais il atteint 70% en présence de zones de nécrose. Le CT scan avec injection de produit de contraste est la

50

modalité d'imagerie idéale pour déceler la présence de zones nécrotiques. London a démontré que l'absence de prise de contraste dans une région du pancréas correspond à une zone de nécrose confirmée anatomopathologiquement (71) avec une sensibilité de 85%. Block (72) confirme ce résultat et évoque une valeur prédictive positive de 92%, avec une sensibilité allant jusqu'à 90% pour des zones de nécroses étendues intéressant 50 à 100% de la glande. D'autres sont plus optimistes encore avec des valeurs de sensibilité de 100% pour les zones de nécrose étendues et de 50% pour des zones de nécrose moindre, sans aucun faux-positif et donc une spécificité de 100% (14). L'étude Dolphy confirme également que la nécrose, et en particulier son étendue en terme de pourcentage de tissu pancréatique atteint, est en facteur prédictif essentiel de la sévérité (p=0,007) (68).

En 1990 Balthazar (1), a montré combien la nécrose (> 3 cm ou > 30% de la glande) pouvait améliorer l'efficacité pronostique de son score de 1985. La mortalité chez les patients présentant une nécrose était de 23% et la morbidité de 82%. Chez le patients sans nécrose, la mortalité était nulle et la morbidité de 6%. Le diagnostic de nécrose a globalement une précision de 80-90% et de > 90%, lorsque la nécrose est supérieure à 30% (35; 62).

La sensibilité du CT scan précoce pour déceler les zones de nécrose varie entre 77% et 92% (19 ; 73). La spécificité est de 100% en cas de pancréatite aiguë nécrosante. Plusieures études ont montré que la sévérité d'une pancréatite aiguë pouvait être prédite en fonction de la nécrose visualisée au CT (1; 12 ; 23; 45; 49). En 1983 Kivisarri a observé une excellente corrélation entre la sévérité de l'atteinte clinique et l'absence de prise de contraste pancréatique au scanner (78). En 1993, Vesentini a observé que la seule variable indicatrice d'un risque de sepsis, était la présence et l'étendue de la nécrose (23). En 1996, Kemppainen constate que le taux de complications est fonction de la localisation de la nécrose (12) : il affirme que si la nécrose touche la tête, avec ou sans atteinte du corps, il y aura 67% d'insuffisance respiratoire et 83% de complications infectieuses. Si le corps et/ou la queue sont touchés ces complications atteignent respectivement 24% et 35%. La différence était statistiquement significative. En 2000, Simchuk à démontré qu'un score de Balthazar de 1990 supérieur à 5 est étroitement corrélé à la mortalité (p=0,0005), la durée d'hospitalisation (p<0,0001) et la nécessité d'une nécrosectomie (p<0,0001) (53). En 2001, Lankisch explique l'importance de pratiquer un CT dans la phase aiguë. Cet examen permet d'identifier la nécrose et de décider d'une prophylaxie antibiotique (47; 49) alors qu'aucun examen de laboratoire ni aucun score pronostique ne permet de l'identifier. Il est rare qu'une pancréatite aiguë bénigne démontrée au CT précoce évolue en pancréatite nécrosante (10% selon Lankisch (49),11% selon Balthazar (1) et 0% selon Chatzicostas (2)). On peut donc penser

51

que si le CT précoce ne montre pas de nécrose, il est très peu probable qu'il en apparaisse par la suite. Cependant, d'autres études ne sont pas du même avis : London, en 1991, (30; 71), ne trouve pas de corrélation entre la localisation ou l'étendue de la nécrose et la sévérité de l'atteinte. Une proportion importante de patients ayant une pancréatite aiguë sévère présente des zones de nécrose (p<0,025). Ceci expliquerait que la nécrose visualisée au CT prédit la sévérité de l'atteinte avec une sensibilité de 83% et une spécificité de 65% seulement. Selon l'auteur cette spécificité serait trop basse pour être utile en clinique. En 1997, dans une étude retrospective portant su 54 patients, Tenner n'a pas trouvé de relation significative entre la nécrose stérile ou infectée et l'insuffisance organique unique ou multiple (64) : Seuls 50% des patients avec une nécrose développpaient une insuffisance d'organe. De plus, l'importance de la nécrose ou sa localisation n'était pas corrélée ni à la prévalence d'insuffisance d'organe ni à la survenue d'infections secondaires. Enfin, en 2002, Balthazar a démontré à nouveau l'excellente corrélation qui existe entre le score radiologique (CTSI ou grade) et la mortalité, les complications locales et/ou systémiques (6).

### Altération de la microcirculation pancréatique:

Des études angiographiques récentes suggèrent que des alterations locorégionales de la perfusion jouent un rôle important dans la physiopathogénèse de la pancreatite aiguë et l'apparition ultérieure de zones de nécrose (4 ; 5).

On comprend aisément que de telles altérations peuvent passer inaperçues au CT avant l'apparition de zones de nécrose constituées. Actuellement, il n'existe pas de technique facile à mettre en oeuvre et peu ou pas invasive pour apprécier la microcirulation pancréatique en milieu clinique.

L'imagerie de perfusion par CT dynamique a déjà permi d'effectuer des mesures non invasives de perfusion dans les organes tels que le cerveau les reins, le coeur, le foie et la rate (7,8). En 1994, Miles et al. (9) ont décrit la première application de cette technique au pancréas dans un article portant sur 8 pancréas sains. Dans cet article, les valeurs de perfusion moyenne variaient entre 125 et 166ml/100cc/min. Dans un autre article (10) la perfusion pancréatique mesurée par cette méthode chez 23 patient sans maladie pancréatique connue variait entre 55.4 et 196.8ml/100cc/min. Les donnée de perfusion ont été ensuite corrélées avec les données démographiques des sujets et ces auteurs ont mis en évidence que la perfusion pancréatique diminue avec l'augentation de l'âge.

Dans notre étude, la perfusion moyenne du pancréas dans le groupe **P-** était de 61.2 ml/100cc/min, avec des valeurs extrêmes allant de 9.4 à 228 ml/100cc/min. Cepedant il faut garder à l'esprit que ce groupe n'était pas un groupe contrôle, mais un collectif très hétérogène de patients souffrant d'affections aiguës et variées, avec des âges allant de 32 à 92 ans. Cinq patients présentaient un état septique systémique, 1 souffrait d'un infarctus mésentérique, 1 présentait une occlusion grêle, 1 souffrait d'hypertension portale, 2 patients étaient des polytraumatisés avec suspicion de lésion pancréatique. Les valeurs extrêmes de perfusion variaient entre 9.4 ml/100cc/min (chez un patient de 76 ans avec un pancréas atrophique sur pancréatite chronique et qui présentait à l'admission un état de choc septique) à 228.1 ml/100cc/min (chez un patient de 32 ans avec de multiples abcès intra-péritonéaux dans le contexte d'une tumeur desmoïde avec multiples fistules intra-péritonéales). Nous pensons donc que ces facteurs expliquent la grande variabilité des paramètre de perfusion mesurés dans ce groupe.

La valeur de perfusion moyenne dans le groupe **P+** était de 47.2 ml/100cc/min, avec des extrême allant de 7.3 ml/100cc/min à 157.1 ml/100cc/min. Nous n'avons pas observé de différence statistiquement significative entre le groupe **P+** et le groupe **P-** probablement en raison de l'hétérogénéité du groupe **P-** et de l'extrême variabilité des paramètres de perfusion mesurés dans ce groupe.

Cependant, le but de cette étude n'était pas de mettre en évidence des troubles de la perfusion pancréatique chez des patients souffrant de pancréatite aiguë par rapport à un groupe contrôle, mais bien de vérifier si la perfusion pancréatique pouvait être mesurée en utilisant le CT multidétecteur avec des acquisitions dynamiques et si les paramètres de perfusion ainsi mesurés pouvaient être corrélés à la sévérité de la maladie et à son pronostic.

Nous avons observé des différences statistiquement significatives entre les patients des groupe **P1** et **P2** pour les valeurs de **Perf**, **PEI** et **BV**. Ces paramètres pourraient donc être utils pour différencier une pancréatite aiguë sévère d'une pancréatite aiguë modérée. La différence de valeur de perfusion observée entre les groupes **P1** et **P2** semble être en accord avec l'observation de Inoue (5) qui avait noté que le degré des altérations de la perfusion visualisés en angiographie était corrélé avec le degré de sévérité de l'affection. L'absence de rehaussement du parenchyme pancréatique, souvent liée à la présence de zones de nécrose, est toujours considérée comme un signe de sévérité. Cependant l'imagerie de perfusion par CT permet une évaluation de la courbe de rehaussement en fonction du temps et la détérmination précise du pic de réhaussement maximal (PEI) qui ne peut être réalisée a l'aide d'une simple acquisition séquentielle comprenant un temps artériel, veineux et tardif. La valeur du **BV** reflète la quantité de sang présente a un moment donné dans un certain volume de tissu et peut donc aussi aider à la détection des zones tissulaires qui risquent de se necroser ultérieurement. Les valeurs de **TTP** étaient elles relativement constantes et semblaient surtout liées à l'état circulatoire du malade au moment de l'aquisition.

**CONCLUSION :**

Cette étude démontre que la mesure de la perfusion pancréatique chez des patients souffrant de pancréatite aiguë peut être réalisée en clinique en utilisant un CT multidétécteurs avec acquisitions dynamiques après injection de produit de contraste. A ce jour il est impossible de dire si ces paramètres de perfusion pourraient avoir un quelconque impact sur la prise en charge hospitalière de ces patients.

Une nouvelle étude prospective a été mise sur pied dans notre institution afin de valider ces résultats préliminaires et d'établir dans quelle mesure ces paramètres pourraient être utile en clinique. Nous espérons que cette nouvelle étude nous aidera à définir une valeur de perfusion seuil au-dessous de laquelle un patient pourrait être considéré comme étant à risque de présenter une évolution défavorable, avant même que des zones de nécrose constituée ne soient visible au CT conventionel.

Si ces résultats préliminaires se confirment cette technique d'imagerie relativement simple à mettre en oeuvre pourrait être intégrée dans le bilan de routine des patients souffrant de pancréatite aiguë. Nous espérons que l'imagerie de perfusion par CT multidétécteur pourra aider à identifier précocément les patients qui risquent de présenter des complications graves avant l'apparition de zones de nécrose ou d'autres altérations morphologiques évidentes. Ces patients pourraient alors bénéficier d'une prise en charge ciblée précoce dès leur admission.

Remerciements:

Prof Pierre-Alexandre Poletti, Médecin Adjoint du service de Radiologie Diagnostique et Interventionelle des HUG, à qui revient l'idée originale de l'utilisation du CT de perfusion dans le bilan de la pancréatite aiguë.

Prof. Christoph Becker, Médecin Chef du service de Radiologie Diagnostique et Interventionelle des HUG

Dr. Léo Bühler du service de Chirurgie des HUG sans la collaboration duquel ce travail n'aurait jamais pu voir le jour.

Dr. Sarah Dettwiler, du département de Pathologie des HUG, pour les photographies d'autopsie et des coupes histologiques.

Dr. Max Wintermark du service de Radiologie Diagnostique et Interventionnelle du CHUV, pour ses explications concernant la technique d'imagerie de perfusion par MDCT.

Anja Federer et Michael Vock, du département de Statistique de l'Université de Berne pour les analyses statistiques.

Valérie Rossier Bize, pour le travail de relecture et de correction du manuscript.

**Bibliographie :**

1) Balthazar EJ, Robinson DL, Megibow AJ, Ranson JH : Acute pancreatitis : value of CT in establishing prognosis. Radiology, (1990) 174 (2): 331-6

2) Chatzicostas C, Roussomoustakaki M, Vardas E, Romanos J, Kouroumalis EA: Balthazar computed tomography severity index is superior to Ranson criteria and APACHE II and III scoring system in predicting acute pancreatitis outcome. J Clin Gastroenterol. 2003 mar; 36(3): 195-7

3) Liu TH, Kwong KL, Tamm EP, Gill BS, Brown SD, Mercer DW: Acute pancreatitis in intensive care unit patients: value of clinical and radiological prognosticators at predicting clinical course and outcome. Crit care Med. 2003 Apr; 31(4): 1026-30

4) Inoue K, hirota M, Kimura Y, Ohmuraya M, Ogawa M: Further evidence for endothelin as an important mediator of pancreatitis and intestinal ischemia in severe acute pancreatitis. Pancreas. 2003 Apr; 26(3): 218-223.

5) Inoue K, Hirota M, Beppu T, Ishiko T, Kimura Y, Maeda K, ogawa M: Angiographic features in acute pancreatitis: the severity of abdominal vessel ischemic change reflects the severity of acute pancreatitis. J. Pancreas. 2003; 4(6): 206-213

6) Balthazar EJ. Radiol. Clin. North Am. 2002 Dec; 40 (6): 1199-209

7) Miles KA, Hayball M, Dixon AK. Colour perfusion imaging: a new application of computed tomography. Lancet. 1991 Mar; 16;337(8742): 643-5.

8) Miles, K.A : Measurment of tissue perfusion by dynamic computed tomography. Br. J. Radiol. 1991; 64: 409-412

9) Miles KA, Hayball MP, Dixon AK : Measurement of human pancreatic perfusion using dynamic computed tomography with perfusion imaging. Br. J. Radiol. 68: 471-475.

10) Tsushima Y, Kusano S: Age-dependant decline in parenchymal perfusion in the normal human pancreas: measurement by dynamic computed tomography. Pancreas. 1998 Aug; 17(2): 148-52.

11) Glazer G, Mann DV : United Kingdom Guidelines for the management of acute pancreatitis. Gut 1998; 42 (suppl 2): S1-S13

12) Kemppainen E, Sainio V, Haapiainen R, Kivisaari L, Kivilaakso E, Puolakkainen P : Early localization of necrosis by contrast-enhanced computed tomography can

predict outcome in severe acute pancreatitis. British Journal of Surgery; 1996; 83: 924-929

13) Balthazar EJ, Ranson JHC, Naidich DP, Megibow AJ, Caccavale R, Cooper MM : Acute Pancreatitis : Prognostic Value of CT. Radiology 1985; 156: 767772

14) Balthazar EJ : Acute Pancreatitis: Assessment of Severity with Clinical and CT Evaluation. Radiology 2002; 223:603-613

15) Balthazar EJ : CT Diagnosis and Staging of Acute Pancreatitis. Radiologic Clinics of North America; Vol. 27, no. 1, January 1989

16) Ranson JHC, Balthazar EJ, Caccavale R, Coopper M : Computed Tomography and the Prediction of Pancreatic Abcess in Acute Pancreatitis. Ann. Surg; May 1985; Vol. 201; no. 5, 656-663

17) Van den Biezenbos AR, Kruyt PM, Bosscha K, van Leewen MS, Feldberg MAM, van der Schouw YT, Gooszen HG : Adbominal Imaging; 1998; 23:622626

18) Lecesne R, Taourel P, Bret PM, Atri M, Reinhold C : Acute Pancreatitis: Interobserver Agreement and Correlation of CT and MR cholangiopancreatography with Outcome. Radiology 1999; 211:727-735

19) Clavien PA, Hauser H, Meyer P, Rohner A : Value of Contrast-Enhanced Computerized Tomography in the Early Diagnosis and Prognosis of Acute Pancreatitis: A Prospective Study of 202 Patients. Am. J. Surg.; March 1988; Vol. 155; 457-466

20) Sekimoto M, Takada T, Kawarada Y, Hirata K, Mayumi T, Yoshida Masahiro, Hirota M, Kimura Y, Takeda K, Isaji S, Koizumi O, Matsuno S : JPN Guidelines for the management of acute pancreatitis : epidemiology, etiology, natural history, and outcome predictors in acute pancreatitis. J Hepatobiliary Pancreat Surg (2006) 13 :10-24

21) Paulson EK, Vitellas KM, Keogan MT, Low VHS, Nelson RC : Acute Pancreatitis Complicated by gland necrosis: Spectrum of Findings on ContrastEnhanced CT. Am. J. Radiol; March 1999; 172:609-613

22) Hirota M, Takada T, Kawarada Y, Hirata K, Mayumi T, Yoshida M, Sekimoo M, Kimura Y, Takeda K, Isaji S, Koizumi M, Otsuki M, Matsuno S : JPN guidelines for the management of acute pancreatitis : severity assessment of acute pancreatitis. J Hepatobiliary Pancreat Surg (2006) 13 :33-41

23) Vesentini S, Bassi C, Talamini G, Cavallini G, Campedelli A, Pederzoli P : Prospective Comparison of C-Reactive Protein Level, Ranson Score and

ContrastEnhanced Computed Tomography in the Prediction of Septic Complications of Acute Pancreatitis. B.R J.Surg.; 1993; Vol. 80; 755-757

24) Rotman N, Chevret S, Pezet D, Mathieu D, Trovero C, Cherqui D, Chastang C, Fagniez PL : Prognostic Value of early computed tomographic ccans in severe acute Pancreatitis : Journal of the American College of Surgeons; Nov 1994; Vol. 194; 538-544

25) Pérez C, Llauger J, Andreu J, Palmer J, Puig J : Acute pancreatitis : value of CT as a predictor of outcome ; European Journal of Radiology, 10 (1990), 118-123

26) De Sanctis JT, Lee MJ, Gazelle GS, Boland W, Halpern EF, Saini S, Mueller PR : Prognostic Indicators in Acute Pancreatitis : CT vs APACHE II. Clinical Radiology 1997 ; 52 :842-848

27) Fujiwara T, Takehara Y, Ichijo K, Tooyama N, Kodaira N, Yamamoto H, Watihiki H : Anterior Extension of Acute Pancreatitis: CT Findings. Journal of Computer Assisted Tomography; Nov-Dec 1995; no.19 (6): 963-966

28) Perret B, Chikhi N, Legmann P, Dudoret L, Girardot C, Hazebroucq V, Uzan E, Bonnin A : Valeur Prognostique de la tomodensitométrie dans les pancréatites aiguës, Intérêt d'une nouvelle classification . Journal Radiol. ; 1993 ; Tome 74, no. 11; 569-57

29) McMenamin DA, Gates Jr. LK : A Retrospective Analysis of the Effect of Contrast-Enhanced CT on the Outcome of Acute Pancreatitis. The American Journal of Gastroenterlogy; July 1996; Vol.91;no.7; 1384-1387

30) London NLM, Neoptolemos JP, Lavelle J, Bailey I, James D : Contrast enhanced abdominal computed tomography scanning and prediction of severity of acute pancreatitis: A Prospective Study; British Journal of Surgery; March 1989; Vol.76; 268-272

31) Durieux O, Cohen F, Ribe P, Agostini S : Radioanatomie du Pancréas . Encycl.Med. Chir. (Elsevier à Paris) ; Radiodiagnostic- Appareil Digestif ; no.33-650A-10,1997,11p

32) Sambor B, Mercier-Pageyral B, Foucade Y : Exploration échographique et Tomodensitométrique du Pancréas Aspect Normal et Varientes Anatomiques ; Encycl. Med. Chir. ( Paris-France) ; Radiodiagnostic IV, 33650A10, 11-1988,16p

33) Grellet J, Gasquet C, Millet A, Bellin MF, Dumont JL, Cuenod CA, Mathieu D : Pancréatites aiguës . Editions Techniques . Encycl. Med. Chir. (Paris-France) ; Radiodiagnostic IV, 33651A10, 4-1990, 18p

34)     Steinberg W, Tenner S : Medical Progress : Acute Pancreatitis. The New England
        Journal of Medicine ; April 28, 1994 ; Vol.330; no.17 ;1198-1210

35)     Baron TH, Morgan DE : Acute Necrotizing Pancreatitis. The New England
        Journal of Medicine; May 6, 1999; Vol.340, no.18; 1412-1417

36)     Baillie J : Treatment of Acute Biliary Pancreatitis. New England Journal of Medicine;
        Jan.23, 1997; Vol.336; no.4; 286-287

37)     Morel P : Le Pancréas; Cours de Chirurgie; Département de Chirurgie, Hôpital
        Cantonal Universitaire de Genève ; 1996 ; Vol.2 ; 285-291

38)     Meyer P : La Pancréatite Aiguë ; Thèse-Privat-Docent, au Département de Chirurgie
        de Genève ; août 1989 ; 1-292

39)     Frossard JL : Trypsin Activation Peptide (TAP) in Acute Pancreatitis : From
        Pathophysiology to Clinical Usefulness. Journal of the Pancreas; March 2001;
        Vol.2; no.2; 69-77

40)     Chari ST, DiMagno EP : Clinical Manifestations and Diagnosis of Acute
        Pancreatitis. UpToDate ; 2002 ; 1-9

41)     Robert JH, Frossard JL, Mermillod B, Soravia C, Mensi N, Roth M, Rohner A,
        Hadengue P : Early Prediction of Acute Pancreatitis: Prospective Study Comparing
        Computed Tomography Scans, Ranson, Glasgow, Acute Physiology and Chronic
        Health Evaluation Scores, and Various Serum Markers. World Journal of Surgery;
        May 2002; 26 (5); 612-619

42)     De Bernardinis M, Violi V, Roncoroni L, Boselli A, Giunta A, Peracchia A :
        Disciminant Power and Information Content of Ranson's Prognostic Signs in Acute
        Pancreatitis : A Meta-Analytic Study. Critical Care Medicine; Oct 1999; 27 (10):
        2272-2283

43)     Hwang TL, Chang KY, Ho YP : Contrast Enhanced Dynamic Computed
        Tomography does not Aggravate the Clinical Severity of Patients with Severe Acute
        Pancreatitis, Reevalution of the Effect of Intavenous Contrast Medium on the Severity
        of Acute Pancreatitis. Arch. Surg.; March 2002; Vol.135; 287-290

44)     König M, Klotz E, Heuser L : Perfusion CT in Acute Stroke : Characterisation of
        cerebral ischemia using parameter images of cerebral blood flow and their therapeutic
        relevance. Clinical experiences : Electromedica 66 (1998) n°2

45)     Hill MC, Huntington DK : Computed tomography and acute panctreactitis.
        Gastroenterology Clinics of North America, (1990) 19. 4 :811-842

46) Lankisch PG, Bloom T, Bruns A, Droge M, Brinkmann G, Struckmann K, Nauck M. Maison P, Lowenfels AB : Has Blood Glucose Level Measured on Admission to Hospital in a Patient with Acute Pancreatitis any Prognostic Value ? Pancreatology 2001; 1 (3):224-229

47) Lankisch PG, Warnecke B, Bruns D, Werner HM, Grossmann F, Struckmann K, Brinkmann G, Maisonneuve P, Lowenfels AB : The APACHE II Score in Unreliable to Diagnose Necrotizing Pancreatitis on Admission to Hospital. Pancreas April 2002; 24 (3): 217-222

48) Munoz-Bongrand N, Panis Y, Soyer P, Riché F, Laisné MJ, Boudiaf M, Valleur P : Serial computed tomography is rarely necessary in patients with acute pancreatitis: A prospective study in 102 patients; American College of Surgeons; August 2001;Vol.193; no.2; 146-152

49) Lankisch PG, Struckmann K, Assmus C, Lehnick D, Maisonneuve P, Lowenfels AB : Do we need a computed tomography examination in all patients with acute pancreatitis within 72 hours after admission to hospital for the detection of pancreatic necrosis? Scand. J. Gastroenterol. April 2001; 36 (4): 432-436

50) Meek K, De Virgilio C, Murrell Z, Stabile BE, Elbassir M, Renslo R, Toosie K : Correlation between admission laboratoy values, early abdominal computed tomography, and severe complications of gallstone pancreatitis ; Am. J. Surg.; Dec. 2000; Vol. 180; 556-560

51) Lankisch PG, Assmus C, Pflichthofer D, Struckmann K, Lehnic D : Which aetiology causes the most severe acute pancreatitis? Int.J. Pancreatol.; Oct 1999; 26 (2): 55-57

52) Lange JF. Teng HT, Menu M, vd Ham AC : The role of computed tomography in the management of acute pancreatitis. Acta Chir. Scand.; JulyAugust 1998; 154 (7-8): 461-465

53) Simchuk E, Traverso LW, Nukui Y, Kozarek RA : Computed Tomographx Severity Index is a Predictor of Outcomes for Severe Pancreatitis. Am. J. Surg.; May 2000; Vol. 179; 352-355

54) Anglade D, Létoublon C, Russier Y, Stasia MJ, Lachachi F, Desroche E, Arvieux C, Faucheron JL : Faut-il conserver l'utilisation de scores spécifiques pour la détermination précoce de la gravité des pancréatites aiguës? Ann. Chir. 2000 ; 125 : 325-333

55) Loperfido S, Fratton A : Post-ERCP Pancreatitis. UpToDate 2002; 1

56) Chari ST, DiMagno EP : Etiology of Acute Pancreatitis. UpToDate 2002, 1-11

57) Chari ST, DiMagno EP : Predicting the severtiy of and treating acute pancreatitis. UpToDate 2002; 1-7

58) Chari ST, DiMagno EP : Pathogenesis of Acute Pancreatitis. UpToDate 2002; 1-6

59) National Guideline Clearinghouse. ACR Appropiateness Criteria for Acute Pancreatitis. Radiology June 2000; 215 (Suppl.): 203-207

60) Fishman EK : Spiral CT Evaluation of Pancreatitis 2001-2002; 1-4

61) Thoeni RFL : CT of Pancreatitis. University of California San Francisco; Department of Radiology

62) Balthazar EJ, Freeny PC, van Sonnenberg E : Imaging and intervention in acute pancreatitis : Radiology; 1994; 193: 297-306

63) Bradley EL : A Clinically Based Classification System for Acute Pancreatitis; Summary of the International Symposium on Acute Pancreatitis, Atlanta, Ga, September 11 Through 13, 1992; Arch. Surg; May 1993; Vol. 128; 586-590

64) Tenner S, Sica G, Hughes M, Noordhoek E, Feng S, Zinner M, Banks PA : Relationship of necrosis to organ failure in severe acute pancreatitis. Gastroenterology; Sept. 1997; Vol.113; no.3;899-903

65) Mayer J, Rau B, Schoenberg MH, Beger HG : Mechanism and role of trypsinogen activation in acute pancreatitis. Hepato-Gastroenterology 1999; 46:2757-2763

66) Pezzilli R, Billi P, Miglioli M, Gullo L : Serum amylase and lipase concentrations and lipase/amylase ratio in assessment of etiology and severity of acute pancreatitis. Digestive Diseases and Sciences; July 1993; Vo. 38; no. 7; 12651269

67) Williamson RCN : Early assessment of severity in acute pancreatitis. Gut; 1984; 25; 1331-1339

68) Knoepfli AS : Etude prospective d'un collectif de 310 patients : de l'utilité d'un CT-scan précoce pour détérminer la sévérité d'une pancréatite aiguë. Thèse de doctorat en médecine. Université de Genève, 2004.

69) Wintermark M, Maeder P, Thiran JP, Schnyder P, Meuli R. Quantitative assessement of regional blood flow by perfusion CT studies at low injection rates : a critical review of the underlying theoretical models. Eur Radiology 2001 ; 11 ; 1220-1230.

70) Hoeffner EG, Case I, Jain R, Gujar SK, Shah GV, Deveikis JP, Carlos RC, Thompson G, Harrigan MR, Mukherji SK : Cerebral Perfusion CT : Technique and Clinical Applications. Radiology (2004) ;231 :632-644

71) London NJM, Leese T, Lavelle JM, Miles K, West KP, Watkin DFL, Fossard DP : Rapid-bolus contrast-enhanced dynamic computed tomography in acute pancreatitis: a prospective study. Br. J. Surg.; Dec.1991; Vol. 78: 1452-1456

72) Block S, Maier W, Bittner R, Büchler M, Malfertheiner P, Beger HG : Identification of pancreas necrosis in severe acute pancreatitis: imaging procedures versus clinical staging. Gut; 1986; 27; 1035-1042

73) Hill MC, Barkin J, Isikoff MB, Silverstein W, Kalser M : Acute Pancreatitis: Clinical vs. CT Findings. AJR; August 1982; 139:263-269

74) Ranson JH, Rifkind KM, Roses DF, Fink SD, Eng K, Localio SA : Objective early identificationof severe acute pancreatitis. Am. J. Gastroenterol. 1974 Jun ; 61 (6) 443-51.

75) Steer ML : Pathogenesis of acute pancreatitis. Digestion 1997; 58 (suppl.1):46-49

76) Clavien PA : Apport de la tomodensitométrie computerisée dans le diagnostic et prognostic précoces de la pancréatite aiguë. Thèse de doctorat em médecine. Univeristé de Genève, 1985 ; p1-114

77) Sainio V, Kemppainen E, Puolakkainen P, Taavitainen M, Kivisaari L, Valtonen V, Haapiainen R, Schröder T, Kivilaakso E : Early antibiotic treatment in acute necrotising pancreatitis . The Lancet ; Sept. 9th 1995 ; Vol. 346 :663-667

78) Kivisaari L, Somer K, Standertskjöld-Nordenstam CG, Schröder T, Kivilaakso E, Lempinen M : Early Detection of Acute Fulminant Pancreatitis by Contrast-Enhanced Computed Tomography. Scand. J. Gastro.; 1983; 18:39-41

79) Larvin M, Mc Mahon MJ : APACHE-II Score for assessment and monitoring of Acute Pancreatitis. The Lancet (1989) ii : 201-205

80) Ranson JH : Diagnostic Standards for Acute Pancreatitis; World J. Surg.; 1997; 21:136-142

81) Rau B, Uhl W, Buchler MW, Beger HG : Surgical treatment of infected necrosis. World J. Surg,; 1997; 21: 155-161

82) Beger HG, Rau B, Mayer J, Pralle U : Natural course of acute pancreatitis. World J. Surg.; 1997; 21: 130-135

83) Schmid SW, Uhl W, Friess H, Malfertheiner P, Büchler MW : The Role of infection in acute pancreatitis. Gut 1999; 45:311-316

84) Blamey SL, Imrie CW, O'Neil J, Gilmour WH, Carter DC : Prognostic factors in acute pancreatitis. Gut; 1984; 25: 1340-1346

85)	Gelrud D, Gress FG : Approach to the patient with elevated Amylase or lipase; UpToDate, 2003,1-5

86)	Mayumi T, Ura H, Arata S, Kitamura N, Kiriyama I, Shibuya K, Sekimoto M, Nago N, Hirota M, Yoshida M, Ito Y, Hirata K, Takada T : Evidenced-based clinical practice guidelines for acute pancreatitis: Proposals; J. Hepatobiliary Pancreat. Surg. 2002; 9:413-422

87)	Sandberg AA, Borgström A : Early prediction of severity in Acute Pancreatitis. Is this possible? JOP. J. Pancreas 2002; 3(5): 116-125

88)	Neoptolemos JP, Kemppainen EA, Mayer JM, Fitzpatrick JM, Raeaty MGT, Slavin J, Beger HG, Hietaranta AJ, Puolaakkainen PA : Early prediction of severity in acute pancreatitis by urinary trypsinogen activation peptide: A multicentre study. The Lancet June 3 rd, 2000; vol. 355: 1955-1960

89)	Windsor JA : Commentary; Search for Prognostic Markers for Acute Pancreatitis; The Lancet June 3 rd 2000; vol.355: 1924-1925

90)	Clyne B, Olshaker JS : The C-Reactive protein; The Journal of Emergency Medicine; 1999, vol.17, no.6, 1019-1025

91)	Chen CC, Wang SS, Lee FY, Chang FY, Lee SD : Proinflammatory cytokines in early assessment of the prognosis of acute pancreatitis. Am. J. Gastroenterol; 1999; vol.94, no.1, 213-218

92)	Kylänpää-Bäck ML, Kemppainen E, Puolakkainen P : Trypsin-based laboratory methods and carboxypeptidase activation peptide in acute pancreatitis; Journal of the Pancreas; March 2002; Vol. 3, no. 234-48

93)	Frossard JL, Hadengue A, Pastor CM : New serum markers for the detection of severe acute pancreatitis in humans; Am. J. Respir: Crit. Care Med.; 2001; Vol. 164:162-170

94)	Pezzilli R, Billi P, Morselli-Labate A : Severity of acute pancreatitis : Relationship with etiology, sex and age ; Hepato-Gastroenterology 1998; 45:18591864

95)	Halonen K, Leppäniemi A, Puolakkainen P, Lundin J, Kemppainen E, Hietaranta A, Haapiainen R : Severe acute pancreatitis: Prognostic factors in 270 consecutive patients; Pancreas; Vol. 21, no. 3, pp. 266-271

96)	Company L, Saez J, Martinez J, Aparicio JR, Laveda R, Grino P, Perez-Mateo M : Factors predicting mortality in severe acute pancreatitis; Pancreatology; 2003; 3(2): 144-8

97)	Brisinda G, Maria G, Ferrante A, Civello I : Evaluation of prognostic factors in patients with acute pancreatitis ; Hepato-Gastroenterology 1999 ; 46 :1990-1997

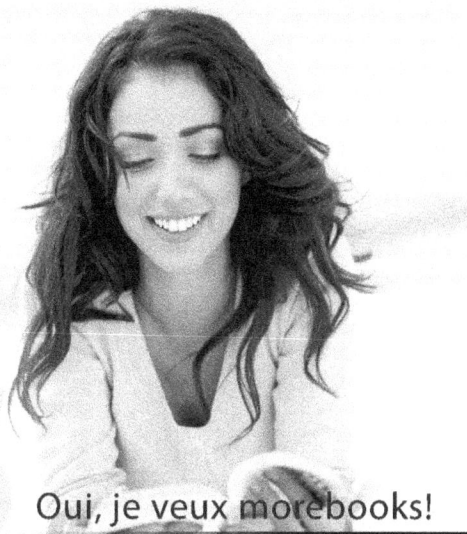

www.ingramcontent.com/pod-product-compliance
Lightning Source LLC
Chambersburg PA
CBHW020316220326
41598CB00017BA/1573